アイバランス

この穴にヒモやゴムなどを通して
耳にかけて下さい

切り離してお使い下さい
詳細は本文 134 ページ

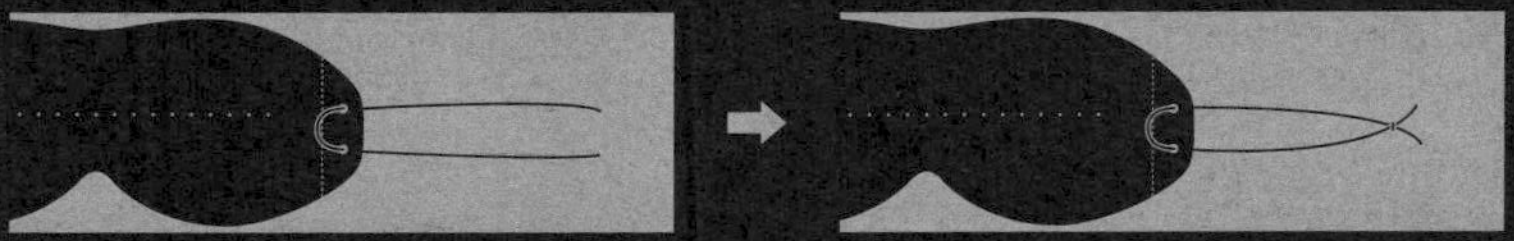

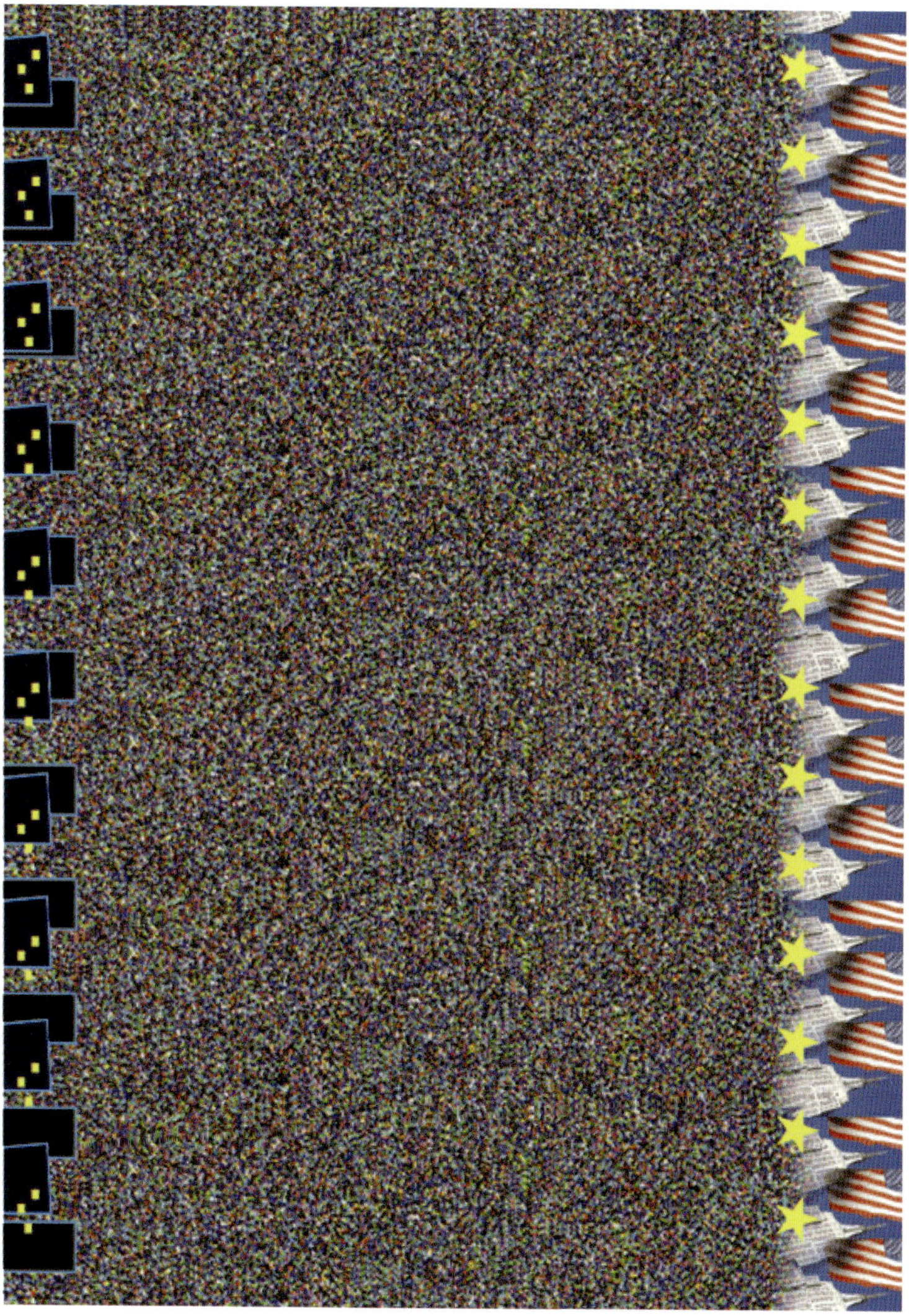

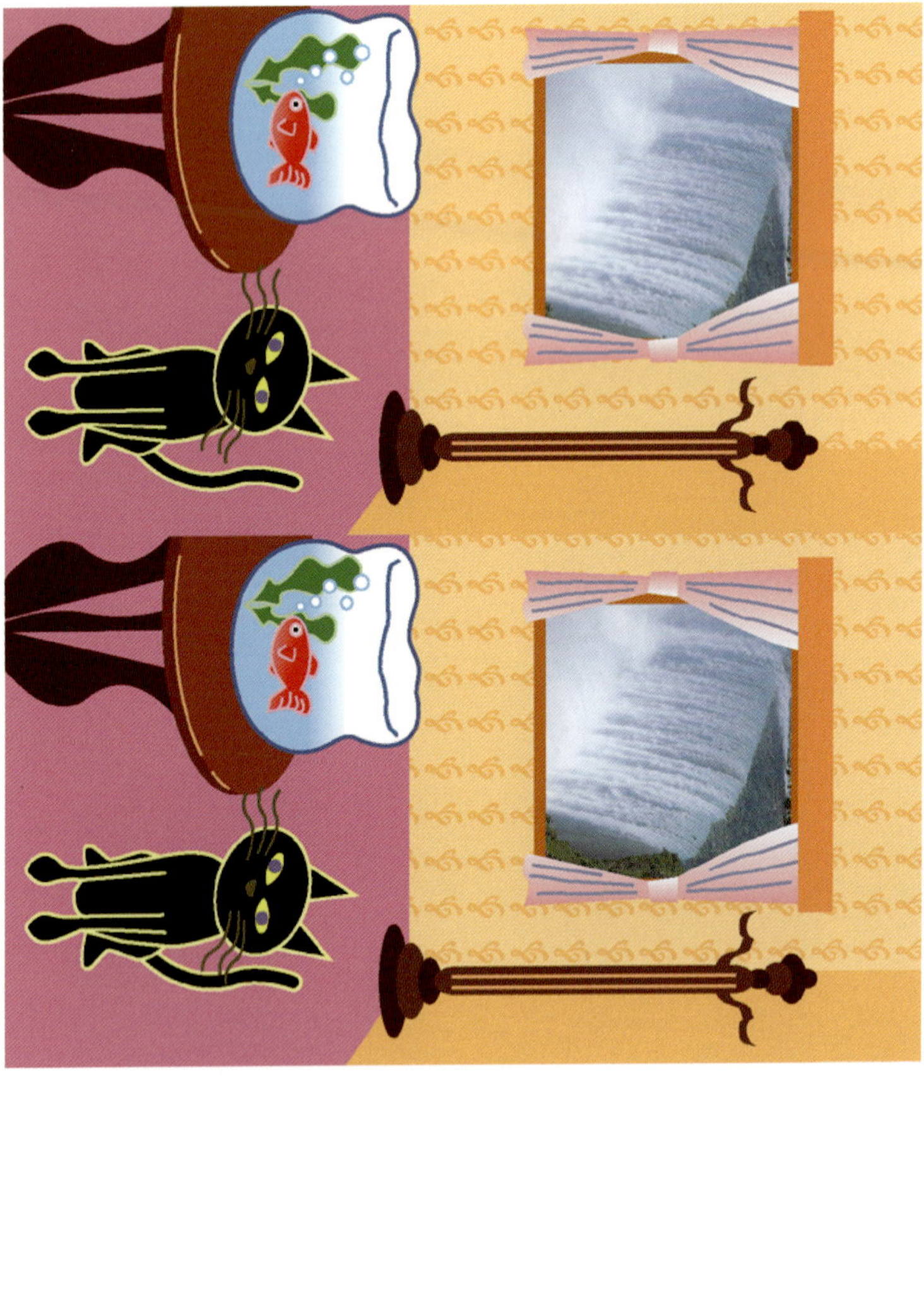

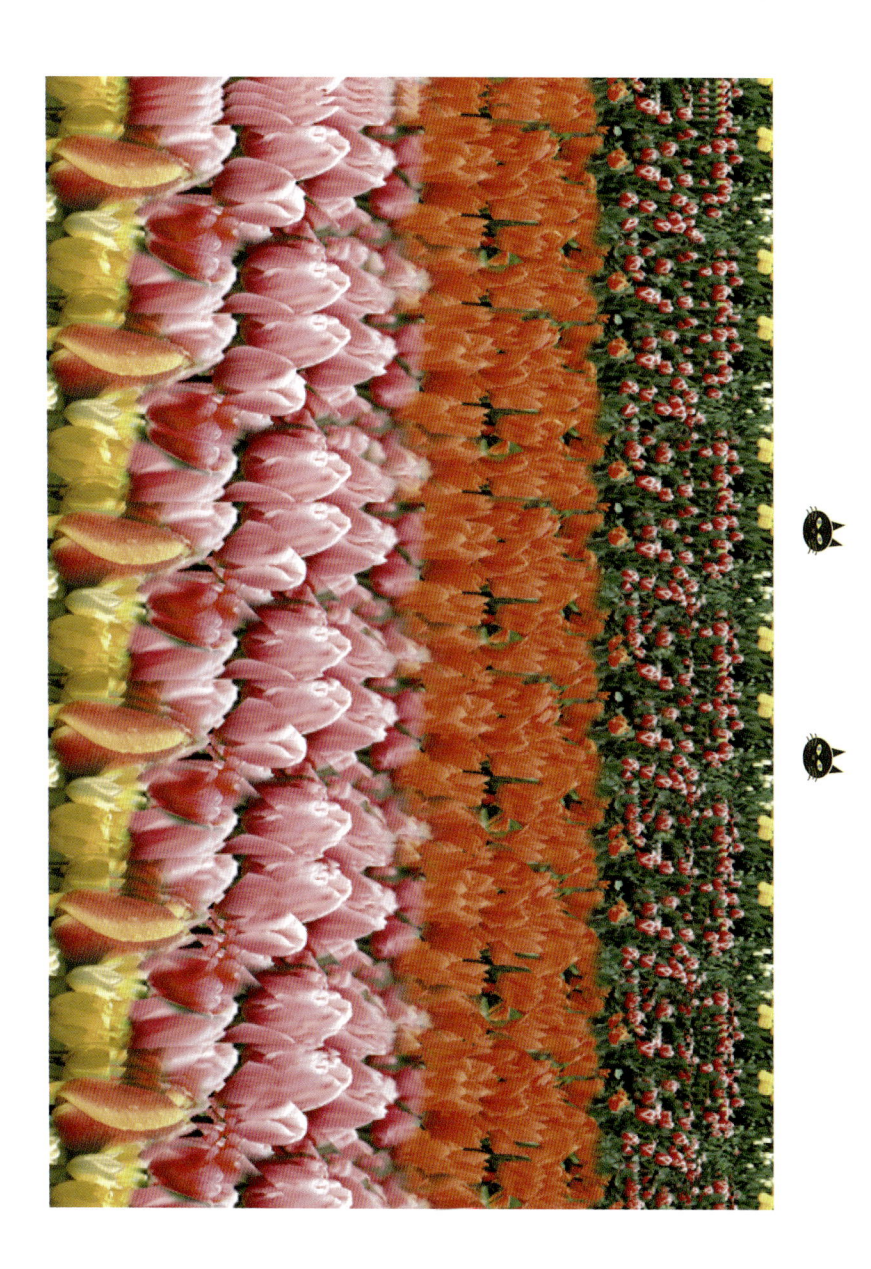

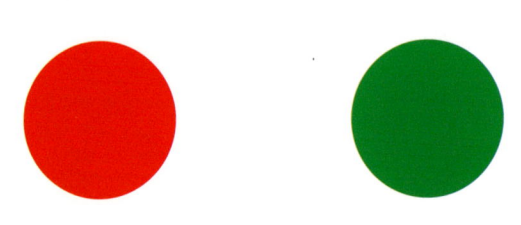

色の残像フィットネス　詳細は 132 ページ

視力もぐんぐんよくなる速読術

集中力・記憶力・想像力を高める
46のフィットネス

中川和宏

ビジョン・フィットネスセンター
集中力塾 所長

SOGO HOREI PUBLISHING CO., LTD

速読術と記憶術のコツを一瞬で身につけるために、次の練習問題を解いてください。

問題1 にじゅうななたすさんじゅうごは？

問題2 $1_5+2_6=?$

問題A 次の 12 文字を一瞬見て記憶してください。

ん　ご　り
う　か　ち
み　ご　ど
ぶ　ん　い

問題B 次の 12 文字を一瞬見て記憶してください。

み　か　ん
り　ん　ご
ぶ　ど　う
い　ち　ご

【問題1と2】

どうでしたか？　これは速読のコツをつかむ問題です。まず、ハッキリきちんと〝見えなければ〟計算はできません。ぼんやりしか見えない目では役に立ちません。次に、言葉で計算することがいかに大変であり、反対に、脳で数字をイメージして計算すると、いとも簡単に計算できることが理解できたでしょうか。

速読では、ハッキリと目で見ることが一番大切です。

また、言葉（文字）で読むと「見る力」と「考える力」のスピードはアップしません。文字をイメージとして脳に入れていけば、速読できるようになります。

【問題AとB】

これは、記憶する時のコツをつかむ問題です。何文字記憶できましたか？　記憶のコツは、文字を覚えることではなく、秩序立てて脳でイメージ化することです。

問題Aでは、せいぜい2～3文字がいいところかもしれません。

問題Bは、同じ12文字です。簡単すぎて12文字すべて記憶された方もいるのではないでしょうか。

目と脳の専門家だからこそできる「速読術」

速読は、たった2つのポイントを押さえれば、誰でもカンタンにすぐできるようになります。

目をよくして集中力を高めればいいのです。

「速読しよう」と思わないでください。自然に速読できている自分に気づくはずです。

詳しく言うと、本やパソコンを速く読むために大切なことは、

1. 視力回復し目の働きを高め（視力が1・0でも目の働きの悪い人がほとんどです）

2. 集中力と記憶力と想像力を軸とした脳の働きを高めればよいのです。

文字の方から自然に、目と脳に飛び込んでくるようになります。

「案ずるより産むがやすし」です。

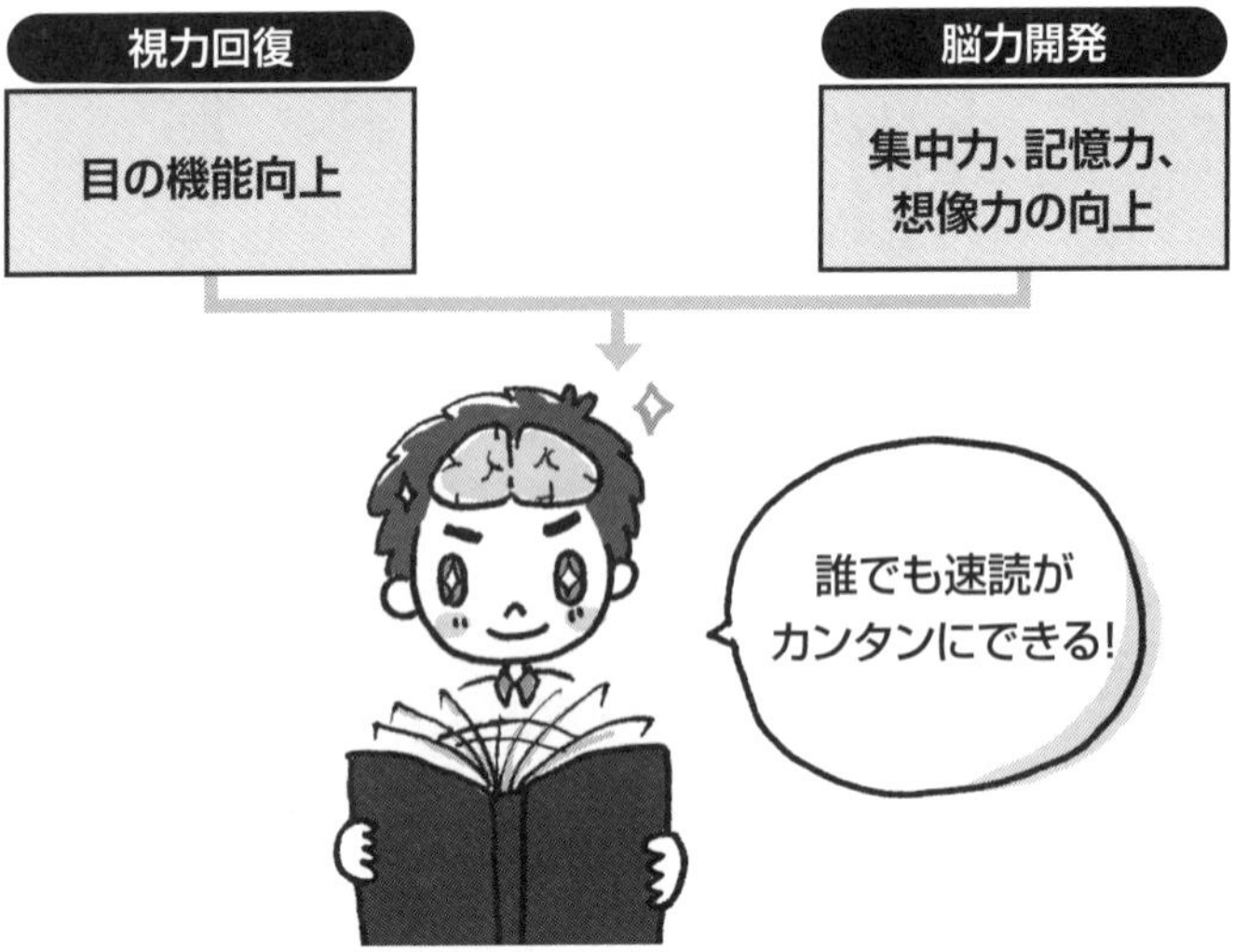
視力回復
目の機能向上
脳力開発
集中力、記憶力、
想像力の向上
誰でも速読が
カンタンにできる!

ビジネスマン、資格を取りたい人、受験生、脳力開発をしたい人、老化を防止したい人、集中力・記憶力・想像力を身につけたい人にはもってこいです。勉強力や仕事力も身につきます。

視力回復を行っている「ビジョン・フィットネスセンター」を東京・青山で開設し、31年が経過しました。延べ1万人もの人たちが、一度は諦めた視力回復（近視、遠視、乱視、老眼）を実現されました。

また、視力回復の理論と実践トレーニングをベースにした、脳力開発を指導している「集中力塾」も主宰しています。

集中力塾では、受験を控えた子どもたちや資格勉強や脳力アップを志しているビジネスマンが多く参加しています。

視力が回復するにつれ脳力がグングンアップし、やることなすことがうまくいくようになる人がたくさんいらっしゃいます。目は脳力を発揮するときの最重要項目なのです。

視力が回復すれば「見え方」が変わり、見え方が変われば脳の「考え方」が変わります。

考え方が変われば「行動」が変わり、行動が変われば「運命」も変わります。

目と脳を活性化すれば、速読もスラスラできるようになるのです。

さて、本書を手に取られた方には、

「勉強や仕事でたくさんの本を読まなければならない」

「パソコンで膨大なリサーチをして、企画書やレポートをつくらなければいけない」

「なのに、なかなかはかどらない」

といった方が多いのではないでしょうか。

また「速読」という言葉にピンと来た方も多いと思います。

時間に追われているので、何とか短時間でやり遂げたいと考えられているのでしょう。

仕事をスピードアップさせるには、集中力を活用するのが一番です。

最近の日本人は本がまともに読めなくなりましたし、また考える力もなくなってきたように感じます。それは読書離れやパソコンの普及と同時進行です。

原因は、はっきりしています。

視力が低下し目が見えなくなったからです。

受け身でテレビやパソコンを長時間見て視力を低下させ、映像を直接繰り返し〝見せられる〟ことで、想像力・記憶力・集中力を使わなくなりました。パソコンでも、検索すれば調べたいものが即時に出てきますので、記憶する必要がなくなりました。

考える必要がなくなったのです。

目が悪くなり脳が働かなくなったので、読書をしても「なかなか進まない」「なかなか頭に入らない」という、先に挙げたような感覚を持たれるのです。そう感じた人が、「速読」に走っているような気がします。

後で述べますが、それが間違っているのです。

従来の速読には、「視力（回復）」という点が抜けています。

私から申しますと、はっきりと見えていないので、脳に見たものが伝わっていないのです。

視力が低下し目が悪くなると、脳の働き（集中力・記憶力・想像力）が一挙に低下します。

速読では、脳で本を読んだりパソコンを見たりしますので、視力が低下し脳の働きが低下すると致命傷になります。

速読がマスターできません。

これは、メガネ・コンタクト・近視手術・オルソケラトロジー（コンタクトレンズを寝る時にする視力矯正）をして一時的に視力を戻しても同じことです。目が悪い事は、一切治っていないからです。

視力回復が〝速読〟の近道です

「目が悪くなると脳の働きは一挙に低下します」と言いました。

本を読んでもパソコンを見ても、〝見えにくい〟ので、書いてあることが脳に記憶されないのです。

これは簡単に証明できます。

二人ペアになり向かい合って立ちます。

一人は、こぶしを握り力を入れて腕をまっすぐ前にのばします。もう一人は、この腕を思いきり上から下に下げるのです。

力が入っているのでなかなか下がりません。

次に、同じことを、スーパーの紙袋か風呂敷などを頭にかぶせ、ものが見えないようにして行います。

すると不思議なことに、いとも簡単に腕を上から下に下げることができるのです。

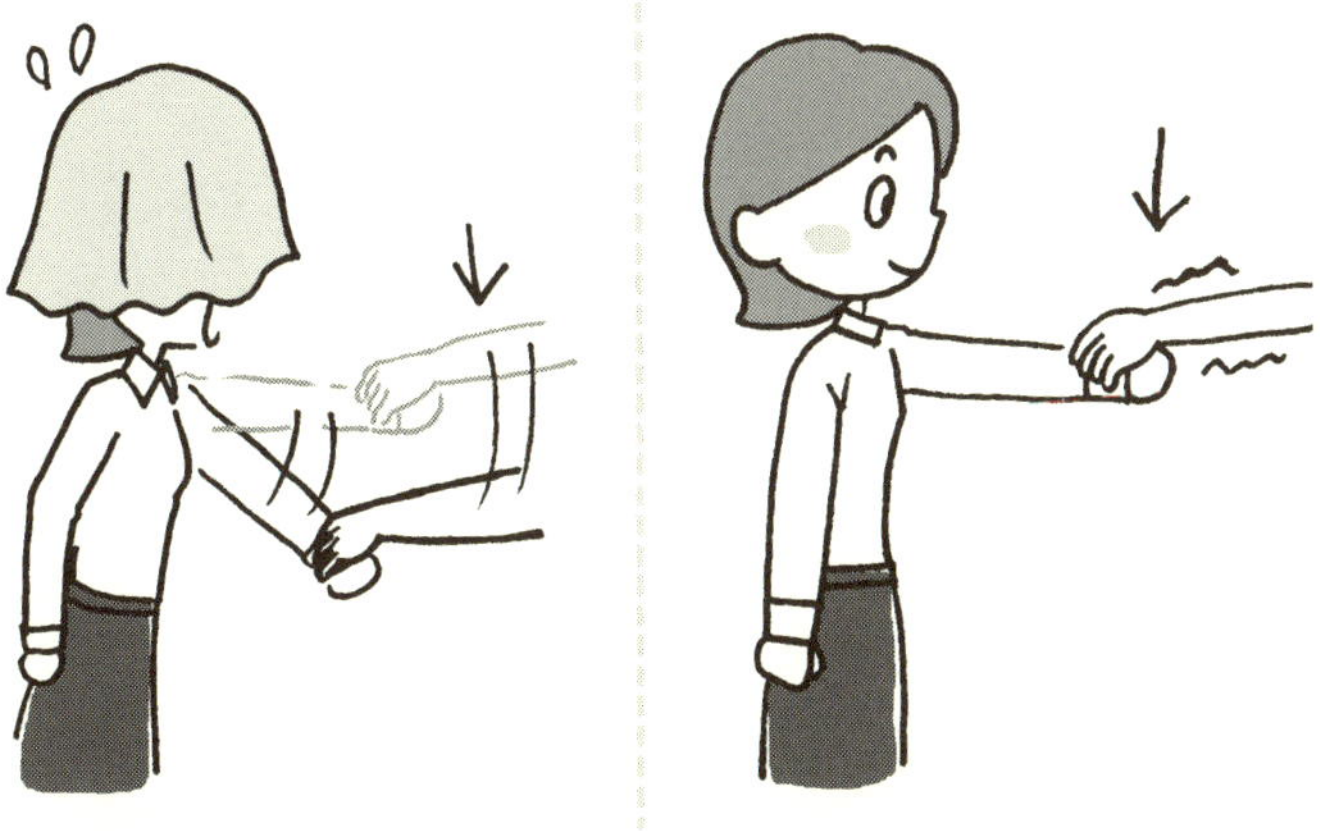

ものが見えなくなると、脳が働かず、力が入らない

ものが見えなくなると、脳は働かなくなり力が入らなくなるのです。

あるいは、暗闇のなかを全速力で走ってください。

おそらくできないはずです。

目でしっかりと見えていないと、力という力がすべて発揮できなくなるのです。

気力（やる気）、集中力、記憶力、想像力、創造力、理解力、判断力、運動能力などの脳の力が一挙に低下するのです。

本を読んでも目が悪いと、集中力が途切れてしまい眠たくなるし、何が書いてあるか理解できません。

こんな状態では速読してもできません。無理な話です。

速読で大切なことは、視力を回復させながら脳の働きを取り戻すことです。

視力の低下は、目と脳から発せられたサインなのです。

「目も脳も疲れ果てました。もうこれ以上、本やパソコンを見ないでください」と言っているのです。

このサインを放置し、ますます度の強いメガネやコンタクトをしたり、近視手術やオルソケラトロジーで一時的に視力を上げたりすると、目はどうしても無理をします。目と脳は過剰労働を強いられ、下手をすると過労死に追い込まれます。

最近、若い方でも近視の合併症の緑内障・網膜はく離・黄斑変性症・白内障の相談が多いのは、目と脳の過労が原因だと考えられます。

見ているようで見ていない目と脳 実は、〝ほとんど〟見えていません

これまで述べてきたことから、速読講座では「脳力開発（集中力・記憶力・想像力）」も行っています。

ものは目を通じて脳が見ています。目が（ものを）見ているという考え方は、大いなる勘違いです。

目で読んでいるのではありません。

実際には脳が（ものを）見ているのです。

したがって、本もパソコンも（目で見て）脳が読んでいるのです。

驚かれたかもしれませんが、これが医学の常識です。

次に知っていただきたいことは、目や脳にどれだけ情報が伝わっているかです。

よく「百聞は一見にしかず」といいます。耳は1秒間に8000ビットの情報が入りますが、目はその〝538倍〟の430万ビットの情報が入ります。

確かに、「百聞は一見にしかず」です。

そして、脳には1秒間に10億ビットの情報が入ります。

そのうち目で意識できる情報は、1秒間にたかだか100ビットです。ひらがなが1文字約5ビットですから、1秒間では、約20文字くらいしか「見てわかった」と思っていないのです。

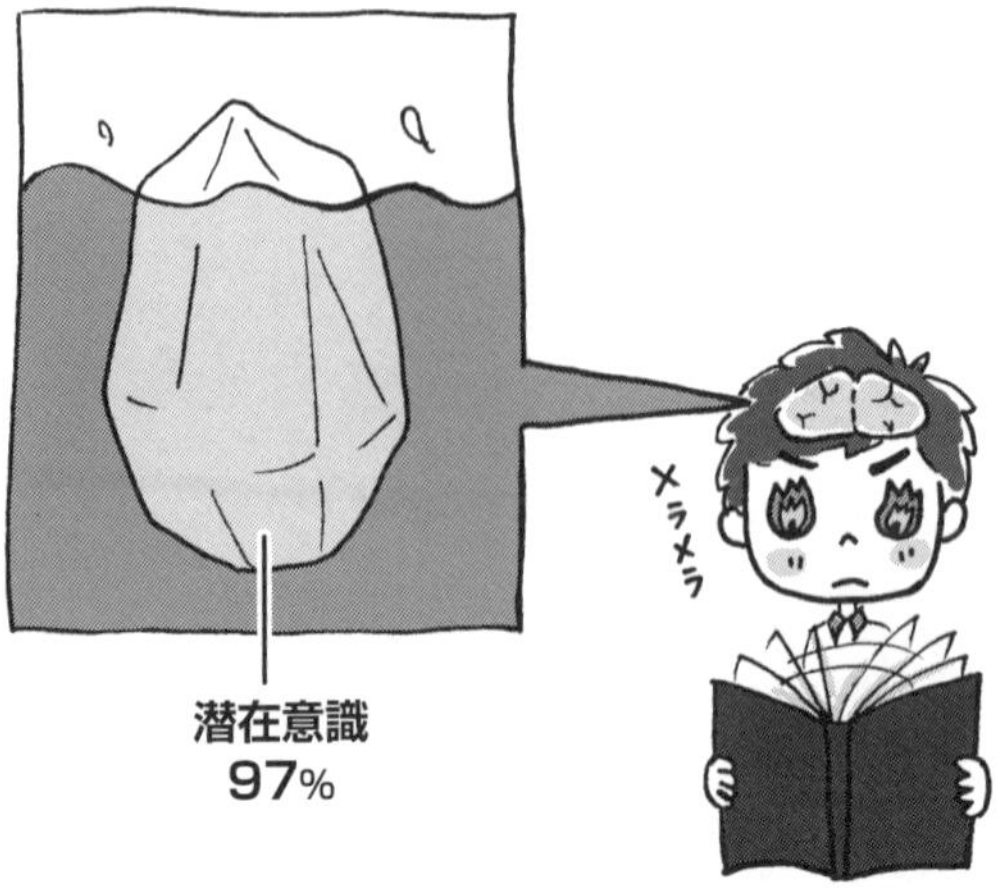

眠っている潜在意識を活用させることが速読成功の秘訣

したがって、目も脳も見たものをほとんど意識できないまま過ごしているということです。1秒間にたかだか約20文字の情報に頼り、本を読みパソコンを見ているのです。残りの9億9900ビットは脳と潜在意識に入っているだけで活用されていないのです。

「人間は脳の3%くらいしか使わないまま死ぬ」と言われるゆえんです。

この脳と潜在意識の中に入って、眠りこけている情報を引っ張り出すことが速読術のポイントになります（尾籠な話で申し訳ありませんが、大便の中には消化吸収できなかった栄養素が半分以上あるといわれています。体も脳と同様に未活用な栄養素がいっぱいあるということです）。

この事実から読み取れることは、「人は見ているようでほとんどものが見えていない」という事です。しかも、これに加えて視力が悪く目の働きも悪いとなるとなおさら見えていないのです。

人間の脳には無限の可能性があると言われています。そして、脳の中の中心が目であることも分かり始めました。それは、「脳」の字を分析すれば簡単に理解できます。〝月〟はにくづきで体の一部であることを表します。「脳」の一番上の〝ツ〟は髪の毛で、〝凶〟は顔の中にメがあり、目が脳の中心であることを暗示しています。

昔の人の直感です。

したがって、目をよくして脳の潜在情報を徹底的に活用すれば、驚くべき力が発揮できるということです。

脳を刺激すれば、視力は戻る

情報社会と高齢社会が〝ダブル〟でやってきた日本では、ほとんどの人が近視（視力1・0以下が約7、8割）になり、老眼（40歳以上の中高年7300万人。人口の56％）になっています。もちろん、目の機能も同様に低下しています。

普通に本を読むことさえも難しくなっているのです。

まず、視力回復からスタートです。

近視は血液の循環障害です。

目に血が通ってないのです。

ものを見るのに目は多量の血液を必要とします。視力は多量の血液によって支えられていますので、血液が巡らなくなると見えません。

血液は栄養と酸素を目に運びますので、栄養と酸素不足に陥っているのです。

この状態を先に改善しないことには、いくら本を速く読もうとかパソコンを速く見ようとしても無駄な努力になってしまうのです。反対に、ますます、近視を悪化させる結果をもたらします。

お腹がペコペコの空腹の時（栄養がないとき）に、「全力で走れ（速読しろ！）」と言われても無理な話なのです。

視力を回復させながら目と脳の働きを高めれば、自然に速読できるようになります。

速読では、次に挙げる目の機能を高める必要があります。

本書で紹介するフィットネスをするだけで、目の機能が高まると当時に、視力も回復していきます。

すると、脳も同時に鍛えられるのです。

これが、中川式速読術の特徴です。

【眼球運動能力】

眼球運動能力も回復する必要があります。

近くのものを見過ぎて目を酷使し視力が低下した人は、目をほとんど動かしていません。目をきょろきょろ動かせなくなっています。

体も運動して体力をつけるように、目も運動して目力をつけることが大切です。

両目を素早く上下左右・斜めに動かしたり、滑らかに動かしたり、両目を共同して動かしたりする〝目力《めぢから》〟です。

【瞬間視能力】

記憶力と密接な関係がある瞬間視力も強化する必要があります。見ることは覚えることです。瞬間的に見た物を瞬間的に記憶することが瞬間視力の真骨頂です。パッと写真撮りするような気持ちで脳に記憶します。言葉で覚えようとしてはいけません。速読では特に必要な視力です。

【周辺視野能力】

また、人は中心よりもはるかに周辺から、膨大な情報を取り入れています。本を読んだりパソコンを見続けていると、徐々に、意識が釘付けになり周辺視野が狭くなります。ゆっくり呼吸をし、意識を拡大しながら視野を狭くしないような工夫が必要です。

【目のバランス力】

目で見たものを脳に素早く伝えないと速読はできません。そのためには、目の使い方がバランスしていないと、情報が脳で一つにまとまりません。これを、「融《ゆう》像《ぞう》」と言います。

一般的には1＋1＝2ですが、目と脳では1＋1＝1なのです。人は融像するから考えを一つにまとめられ記憶できるのです。目のバランス力は速読の重要な基礎力です。

速読の前提条件は、視力回復と脳力開発なのです。視力をはじめとする目の機能、脳の機能が高まり「鬼に金棒」です。

「急がば回れ」です。本書で紹介しているフィットネスをしていくと、

成果の声が教室から続々と

ものを見ることは、本来、自発的な行動です。生きるために進んで見るのです。

生きること以外のために〝見たり・見させられたり〟というように、主導権が「自分」から「テレビ・パソコン」に移っていきました。

また、パソコン・携帯・スマートフォンなど、近くや至近距離で狭い範囲をじっと

見る習慣が増えて、目の運動不足になっています。特にパソコンを一日中使って作業するケースも増えています。

私もこの本の原稿をパソコン入力していますが、しばしば、画面から目を離し目の体操をしたり、質の良いブルーベリーのサプリメントを大量に服用しています。


私の専門分野であるビジョン・セラピーには、スポーツビジョンという分野があります。スポーツの成績をアップさせる、目と脳のトレーニングのことです。

「ピッチャーの投げた球が止まって見えた」「球の〝縫い目〟が見えるくらい遅く感じた」との言葉を聞いたことがあるでしょうか。目の機能が高まると、そういったように感じるのです。

私の場合、プロの野球選手、ゴルファー、カーレーサー、競艇の選手などを指導しています。即効性のある分野なので、すぐに結果が出ます。指導中にホームランをたくさん打ったり、優勝したり、ホールインワンを達成したりします。


ビジョン・セラピーでは、「ものを見る」という行為を4つに分類します。

1．止まった状態で止まったものを見る
2．止まった状態で動くものを見る
3．動いた状態で止まったものを見る
4．動いた状態で動くものを見る

1から4になるにしたがって、難易度が上がります。

速読術も原理は同じです。

1の止まった状態で止まったものを見るのですから、**ビジョン・セラピーの観点からすると、速読は一番カンタンな分野なのです。**


さて、論より証拠です。先日行った速読講座の結果です。

速読講座（約半日）の受講前後で、読むスピードがどれだけアップしたかを測りました。

2011年10月30日　35人に実施

1・0〜1・5倍　10人（28・6％）
1・5〜2・5倍　10人（28・6％）
2・5〜3・5倍　11人（31・4％）
3・5倍以上　4人（11・4％。最高5・78倍。5倍以上が3人）

平均値で2・4倍、最高5・78倍でした。

目標は5倍速です。その理由は後ほど述べます。

視力を回復させせつつ脳力開発していけば、速読は簡単に習得できます。

私の主宰する塾では、成果が表れたという声がぞくぞくと集まっています。

〝従来の速読法〟が見落としている事

「料理は下ごしらえで出来《でき》が決まる」と言われています。準備の段階で出来が決まっているという事です。

これは、人生諸般についてあてはまる事です。

速読講座の体験談

S・Nさん（30歳）
素早く本を読むことで仕事の効率アップ
読書スピード4.7倍（17行／1分間→80行／1分間）
コンタクト視力0.7→1.5

今までしっかり読んでいるつもりでも、どうも脳に情報がいっている感じがなく、一度戻って読み返したりすることがありました。

読むのも遅いし、内容もあまり理解できていなかったのです。さらには、間違えて同じ所の文章を読んでいる事もありました。

目を動かすフィットネスをしてからは、情報がすいすいと入っていくのです。読み返すこともなく、しっかりと内容を脳で理解できるようになりました。これで仕事もはかどりそうです。

Y・Iさん（25歳）
文字がイメージとして入るように
読書スピード5.03倍（35行／1分間→176行／1分間）
視力2.0→2.2

最初は、頭の中で繰り返し読んでいた内容が、次第にトレーニングしていくと目を早く動かす事に慣れていき、同時に文章全体の内容がそのままイメージとして入ってくる感覚になってきました。文章の一行一行を読んでいく方法から、リラックスして読むことで、あっという間にページをめくる事が出来ました。

普段からあまり本を読む習慣がない自分にとって、早く効率よく知識を身につける方法としては、今後の速読術を頑張りたいと思います。

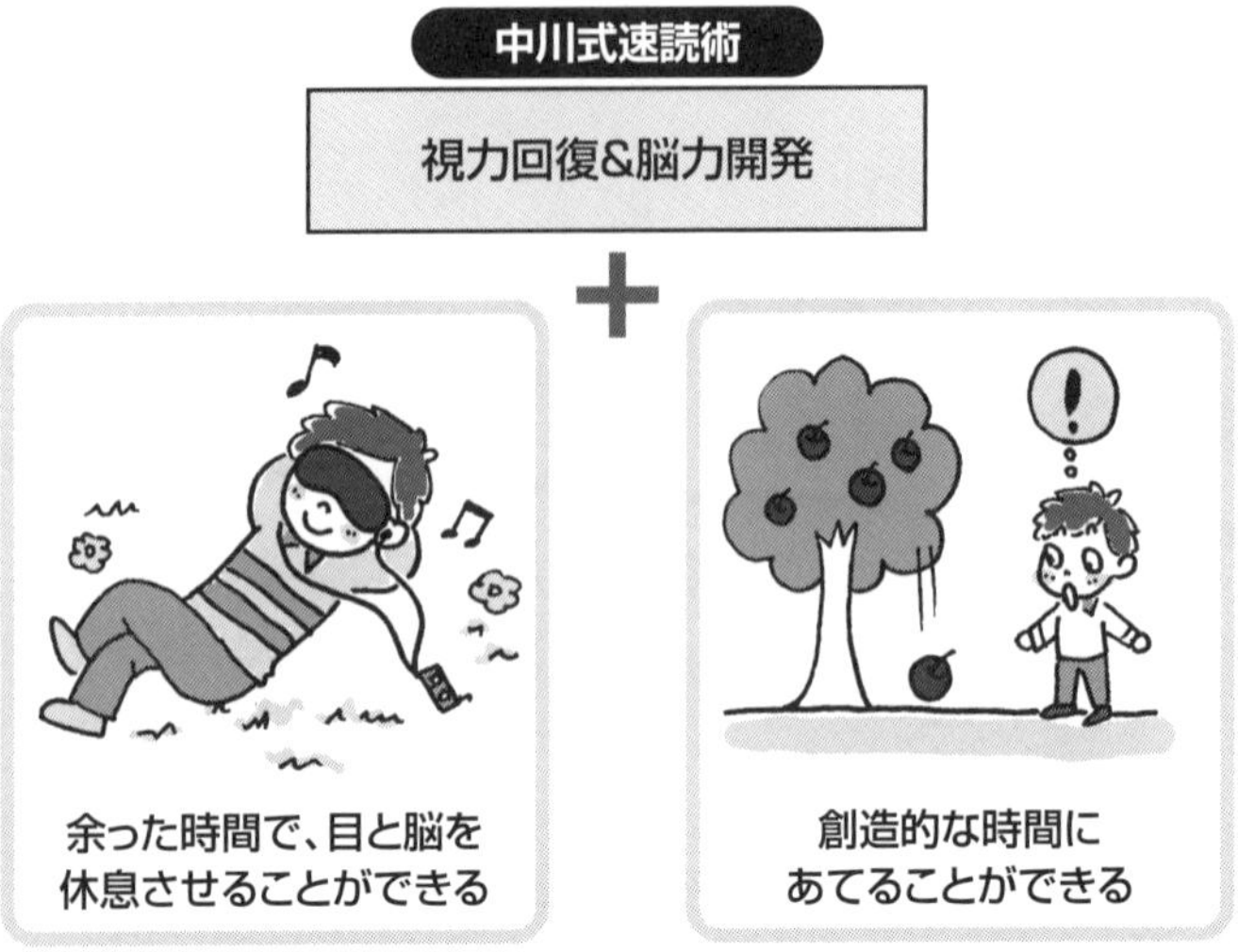
中川式速読術
視力回復&脳力開発
余った時間で、目と脳を
休息させせることができる
創造的な時間に
あてることができる

「速読をすれば視力が回復する」と言う人もいますが、これでは、「料理がおいしくできたからこれから下ごしらえしよう」と同じです。

方向が反対です。

「視力を回復させながら脳力開発をすれば、速読がごく自然にできる」のです。

目と脳の機能、そしてその関連性が重要視されていないのです。

本を速く読んだり、パソコンを速く見たりするために目をきょろきょろ動かしても、目と脳は疲れるだけです。

「目が（ものを）見ている」という勘違いをしているのです。

何のために本を速く読んだりパソコンを速く見なければいけないのかという「目的」についても、違和感を感じます。

「たくさん本を読んだり、パソコンを見たい」という満足感や達成感が先に立っているようです。残念なことに、先にお話した「速く・たくさん読まなければならない」という義務感もあるようです。

中川式速読術の真髄は、視力を回復し脳力を開発することで、本を速く読んだりパソコンを速く見れるようになるのはもちろん、余った時間で目と脳を休めて、考える時間がより多く持てるようになることを目指しているることです。

高めた脳力で、思い通りの結果を出し豊かな人生を送って欲しいのです。

本書における「速読」とは？
“引っかかって”ほしいのです

たとえば、『桃太郎』を読んだとしましょう。

「昔々、ある所におじいさんとおばあさんが住んでいました。おじいさんは山に芝刈りにおばあさんは川に洗濯にいきました……」

普通の人が15分かかって読むのを、一般の速読で1分で読めたとしましょう。あらすじもスラスラ言えます。もちろん内容も覚えています。

でも、「だから何なの？」と言われたらどうでしょう。

一つも〝引っかかって〟いません。

桃から赤ちゃんが生まれたのはどうしてですか？　それほどおじいさんとおばあさんは子供が欲しかったのです。子孫繁栄の思想が背景にはあるのです。

桃太郎はあっという間に大人になりましたね？　「光陰矢のごとし」という時間の経過に対する教訓があります。

鬼を退治するのも、「勇敢に敵には立ち向かい、家族を守る」という考えが背景にはあります。

以上のような事に〝引っかかって〟読み進める必要があります。

これが、読書の醍醐味でもあるのではないでしょうか。

内容に〝引っかかりながら〟読むことが読書の楽しみ

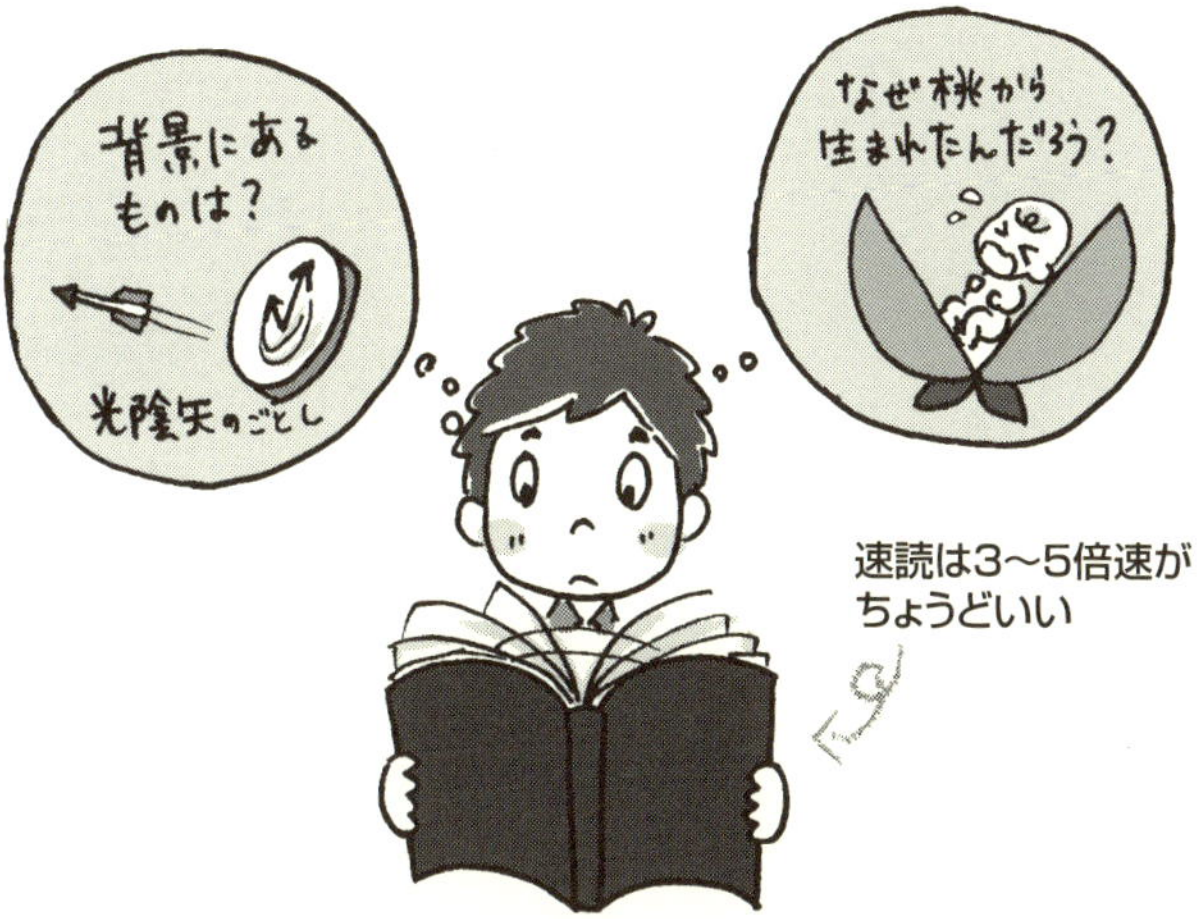
背景にある
ものは？
光陰矢のごとし
なぜ桃から
生まれたんだろう？
速読は3～5倍速が
ちょうどいい

本を読んだりパソコンを見るのは、そこから「何か」を学び、知恵を得るためです。

本を書く側から言わせていただきますと、引っかかってほしいのです。

スラスラ読み飛ばしてほしくないのです。

通常、2～3か月かけて私は本を執筆します。長い時は、1年半かかった時もあります。知識と経験を集約し全精力を掛けて執筆しますので、「内容をわかってほしい」気持ちが強いのです。

たとえば、インナービジョンを日本語で「脳内視力」という言葉に置き換えるのに1週間悩み続けました。

味わってほしいのです。

したがって、速読術に適度なスピードは3〜5倍速だと考えます。

引っかかりながらスラスラ読めるスピードです。

超スピードで読み記憶しても、その記憶は時間とともに消えていきます。引っかかりながらスラスラ読めば、大切なところは内容の理解を伴いながら、長期記憶にしまわれていきます。知識が〝知恵〟に変わり脳に残るのです。

情報社会・高齢社会に立ち向かう

情報社会・高齢社会が一挙に到来しました。

しかも、フルスピードで。

誰もどこまで行きつくのか想像できません。

人類史の中でも、とりわけ、この30年は特筆すべき期間だと思われます。

実は、私がビジョン・フィットネスセンターと集中力塾を創業したのが1980年

視力と読書は一生モノ。目と脳にいつまでも栄養を

です。それゆえ、「情報社会・高齢社会とともに生きてきた」と言っても過言ではありません。

１９８０年代に初めてパソコンが販売され、ファミリーコンピューター（ファミコン）がブームになります。

１９９０年代に入り携帯電話が普及し始め、誰もが持つようになりました。

発光体（人工光の直接光）を至近距離で見るようになります。

それまでは１９５３年に発光体を見る「テレビ」が発売されたのみで、**発光体を〝至近距離〟で見るのは、人類にとって初めての経験です**。

しかも情報量は半端ではありません。

最近では、デスクワークのほとんどはパソコン作業です。加えて、スマートフォンにDSです。

目と脳が悲鳴を上げています。

最近では子供の近視は当たり前、大人の相談者の半数以上が強度近視です。若者から近視の合併症の緑内障・網膜はく離・黄斑変性症・白内障が増え、40代以上になると近視の合併症が当たり前の世界が眼前に展開しています。

日本人の目と脳が崩れ始めています。しかも、増え続けるパソコン作業のせいか、35歳くらいから老眼になり始めています。

この本の多くの読者の方が近視や老眼、および両方だと思います。

しかも、「読書は縦書き」「パソコンは横書き」と使い分けが必要となっています。**発光体は紙媒体に比べ、2〜3倍疲れる**と言われています。発光体対策を含め、目と脳を鍛え、情報社会と高齢社会に立ち向かう必要があります。

ご安心ください、やればできます。

序章　目と脳の専門家だからこそできる「速読術」

第1章　速読の秘訣は、視力回復にある

第2章　視力回復トレーニング

第4章　速脳力フィットネス

第5章　速読フィットネス

装丁　金澤浩二
図表組版　横内俊彦
イラスト　土屋和泉

第1章

速読の秘訣は、視力回復にある

遠くも近くも見えない〝無視〟

自分の視力や目の働きを調べましょう。ものが見えていない意外な事実が発見でき、驚かれるのではないでしょうか。見ているつもりでも、実際は見えていない人のほうが圧倒的に多いと思います。

【チェック1　視力の状態を知る】

視力が悪ければものは見えません。次の症状があったとき、速読できない根本原因となります。

A. 近視である
B. 乱視である（近視、遠視、老眼や乱視の方も含む）
C. 遠視・乱視・斜視・弱視のすべて、あるいは一部に該当
D. 老眼が始まった、もしくは老眼が進んできた

E．近視や老眼のレーシックをしている
F．オルソケラトロジーをしている
G．眼病（近視の合併症である緑内障・網膜はく離・黄斑変性症・白内障やドライアイなど）を患っている

【チェック２　横書き掲載した文章が、１分間で何行読めるか】

【チェック３　縦書き掲載した文章が、１分間で何行読めるか】

ともに裸眼で行ってください。あなたの本当の実力を理解しましょう。

去年７月にアメリカでの研究論文で、ワイルドブルーベリーのアントシアニンに新たな効果があることがわかりました。それは、動脈硬化の真犯人である酸化ＬＤＬ（酸化したコレステロール）を減少させるということです。そして血圧まで降下させたのです。

この研究はメタボリック症候群の改善を目的として行われました。結果として酸化したコレステロールの減少、血圧低下、酸化ストレスマーカー値の減少が認められたのです。この結果は、ブルーベリーの抗酸化機能や抗炎症作用はもちろん、高脂血症治療作用（コレステロールや中性脂肪を減らす作用）、降圧剤様作用（血圧を下げる作用）、抗糖尿病作用（糖尿病を改善する作用）にも極めて有効な働きがある可能性を示唆しています。

今後ますます研究や臨床が進められるなかで目だけではなく、幅広い活躍が期待されます。

とりわけ動脈硬化の真犯人である酸化ＬＤＬを減少させる働きは重要です。昨今悪者扱いされるコレステロールですが、本当は身体にとって重要かつ必要不可欠な脂質成分なのです。細胞膜やホルモンの原料ですから。

ところがコレステロールが増えすぎ、酸化されると酸化LDLに変化し、血管壁に付着し、動脈硬化を促進します。血圧が上がり、ホルモン分泌が低下します。酸化さえ防止できればコレステロールはいたずらをしません、ワイルドブルーベリーのアントシアニンはコレステロールの酸化を防止し、悪玉コレステロールになることを防ぎ、動脈硬化を改善し、血圧をも低下させてくれるのです。若返りには最高です。

横書き文章を１分間で何行読めるか

目だけではなく、脳にも効く ワイルドブルーベリーのアントシアニン

ブルーベリーが目に効くというのは、実は、私が 17 年前に本で紹介しました。『目が甦る驚異のブルーベリー』（日東書院刊）です。当時、日本人の近視が強度化し、かつ高齢化社会に入り、眼病が増えつつあり日本人の目を守るために良いものがないかと探し求めていました。そこへたまたま大手製薬メーカーの知人からＦＡＸが流れてきて、ブルーベリーがヨーロッパでは目の医薬品として販売されているという情報を頂きました。

早速、ヨーロッパに取材に行き、書いた本が先ほどの本です。今ではブルーベリーが目に良いということは誰でも知っていますが、当時は単なるおいしい果実ということでしかありませんでした。

イタリアではＶＭＡ（バクシミリアム・ミルティルス・アントシアノサイド）は医薬品として認められ、強度の近視、暗所及び夜間での視力低下、網膜症、眼精疲労を伴う精神的、肉体的疲労、毛細血管の脆弱化、胃・十二指腸潰瘍、皮膚潰瘍、皮膚筋炎、色素皮膚炎、静脈瘤性潰瘍、床ずれ、中毒疹などに効果があるとされ、フランスでは近視、夜盲症、網膜症、血管障害、毛細血管脆弱に効果があるとされています。

当時は血管強化、血流促進、抗酸化機能などが主として言われていましたが、最近では様々な効果が言われ始めました。動脈硬化改善機能、高脂血症治療作用、降圧剤様作用、抗糖尿病作用などです。

イチョウ葉はスゴい

イチョウ葉は現在、一種類しか生息していません、ただし、歴史的には二千万年以上と言われ、極東三国である日本、韓国、中国で生息すると言われています。日本では神社仏閣で崇め奉られていますが、それには訳があるのです。

イチョウの木はすぐに大きくなるし生命力が強いのです。イチョウ葉は植物にも関わらず、人間で言う精子があり、そしてオスの木とメスの木が受精します。したがって、近くにオスとメスがあると、雨が降った時、オタマジャクシである精子が泳いでメスの木に受精します。とても珍しいものです。

原爆が広島に落ちた時に、焦土と化した土地で一番初めに新しい芽が出てきた植物もイチョウ葉なのです。

周りは丸焦げになりましたが、中はしっかりと生き延びているのです。この生命力がスゴいのです。

また、神社仏閣のご神木となっています。特に、空海が日本中に広めたと言われています。早く大きくなり、木の周りを十人ぐらいでようやく測れるぐらいになるのです。この生命力がおわかり頂けると思います。

天然物は、未知の物質がすごい働きをしている可能性がある

ヨーロッパでは医薬品として使われ、その適応症として脳循環不全それに伴う機能障害、すなわち、めまい、耳鳴り、頭痛、記憶力低下、不安感を伴う気分不安定や脳神経障害、脳外傷の後遺症などに効果があると言われています。末梢循環組織による間欠性跛行《はこう》や毛細血管循環障害（レイノウ病・末梢性チアノーゼ・毛細血管脆弱）にも使われています。循環器から感覚疾患障害特に眼科および咽喉科の疾病にも使われています。

特に、おもしろいのは総老化スコアの低下です。老化の点数化をしまして、その後イチョウ葉を摂取しますと12週間ぐらいでかなり老化度が低下していくのです。若返り効果が実感できます。

また、中大脳動脈閉塞後の脳虚血障害でのイチョウ葉エキスの影響を調べた結果、

おもしろい事が判明しました。これは脳梗塞を起こした後、血栓が一度溶けて流れ、その後の血液再灌流時に多量の活性酸素を生じます。しびれを生じたり、亡くなったりします。この状態になるとかなり身体に障害が残るのですが、その血液再灌流時の活性酸素を出さなくするような効果が現れたのです。

　イチョウ葉エキスを投与した時の脳の周りが白くなっていないのに気づかれるはずです。これは損傷を受けていないということです。調べてみると細胞のアポトーシスが起こっていないのです。アポトーシスというのは自然死で細胞は活性酸素を感じ取ると自分で死んでいくのですが、その時にヒートショックプロテインを産出したりカルシウムを産出して死んでいきます。その形跡が診られないのです。

　イチョウ葉エキスのどの成分がこれに効いたのかはわかりませんが、脳細胞が死なないように保護してくれているということです。

　年齢とともに脳は活性酸素の弊害を受けやすくなります。活性酸素が生じた後にそれを取り除く活性酸素除去力が強いだけではなく、活性酸素自体の発生をも抑えるということが判明したのですから、これはすごい発見です。天然物にはブルーベリーを含め、イチョウ葉もまだ未知の物質があるのだと思います。これからの臨床に期待を

40しましょう。

さて、縦書き・横書き何行読めましたか？　これが、あなたの読書力です。
メガネ・コンタクトで何行読めるかも試してください。
メガネ・コンタクトで読めた行数－裸眼で読めた行数＝メガネ・コンタクト力です。

近見視力（30cm用）

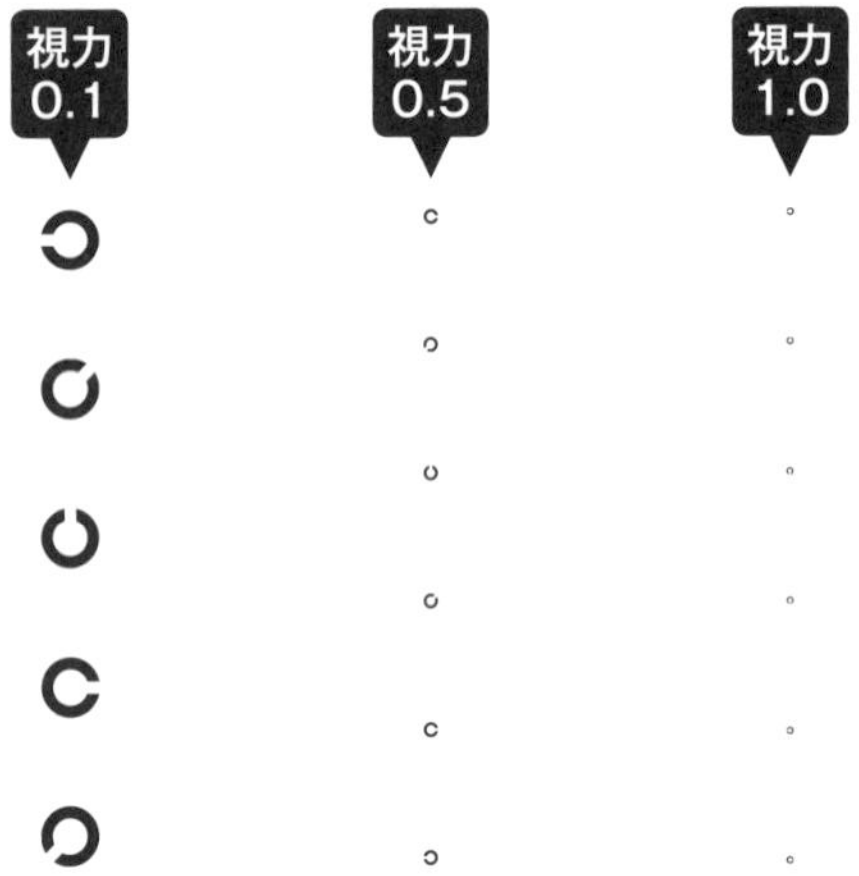

【チェック4　近見視力を測る】

近見視力表を載せます。30㎝離れた距離で右目と左目と両目の近見視力を測ります（3秒以内にはっきり見えるものに限ります）。近くを見る視力がいくつかを測る必要があります（3mや5mの遠距離を見る遠見視力＝一般の視力とは違います）。

片眼0・5以下の視力だと、近くが見えづらく「近くを見ると疲れる目」といえるでしょう。「老眼」とも言えます。また、右目と左目の視力が違うと、近くを片目で見ている可能性もあります。

【チェック5　輻輳《ふくそう》力を調べる】

輻輳とは、左右の目を寄せて、近くを見ることです。近くは目が寄らないと見えません。その力を測ります。

二人組になってチェックします。

向き合って座ります。1人がボールペンを立てて持ち、相手の眉間に向けボールペンを1秒で近づけたり遠ざけたりします。4～5回繰り返します。

次のどのタイプでしたか。

A．目が左右バランスよくしっかり寄る

B．目が（ほとんど）寄らない

C．片目だけ寄る

【チェック6　目の反射神経を調べる】

目の運動神経が鈍いとものは追えません。

向き合って座ります。1人がボールペンを立てて持ち、素早く縦の上下を10回

輻輳力を調べる

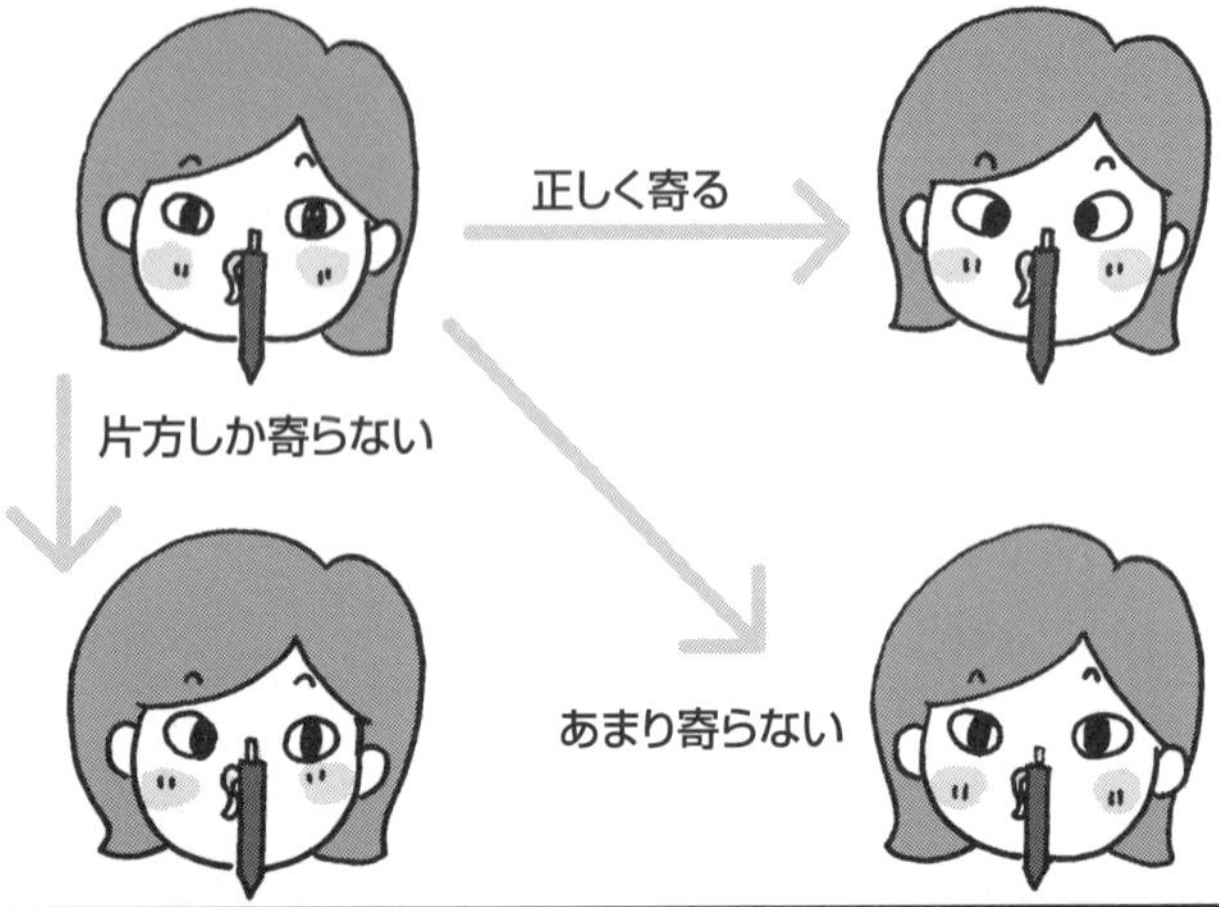
正しく寄る
片方しか寄らない
あまり寄らない

目の反射神経を調べる

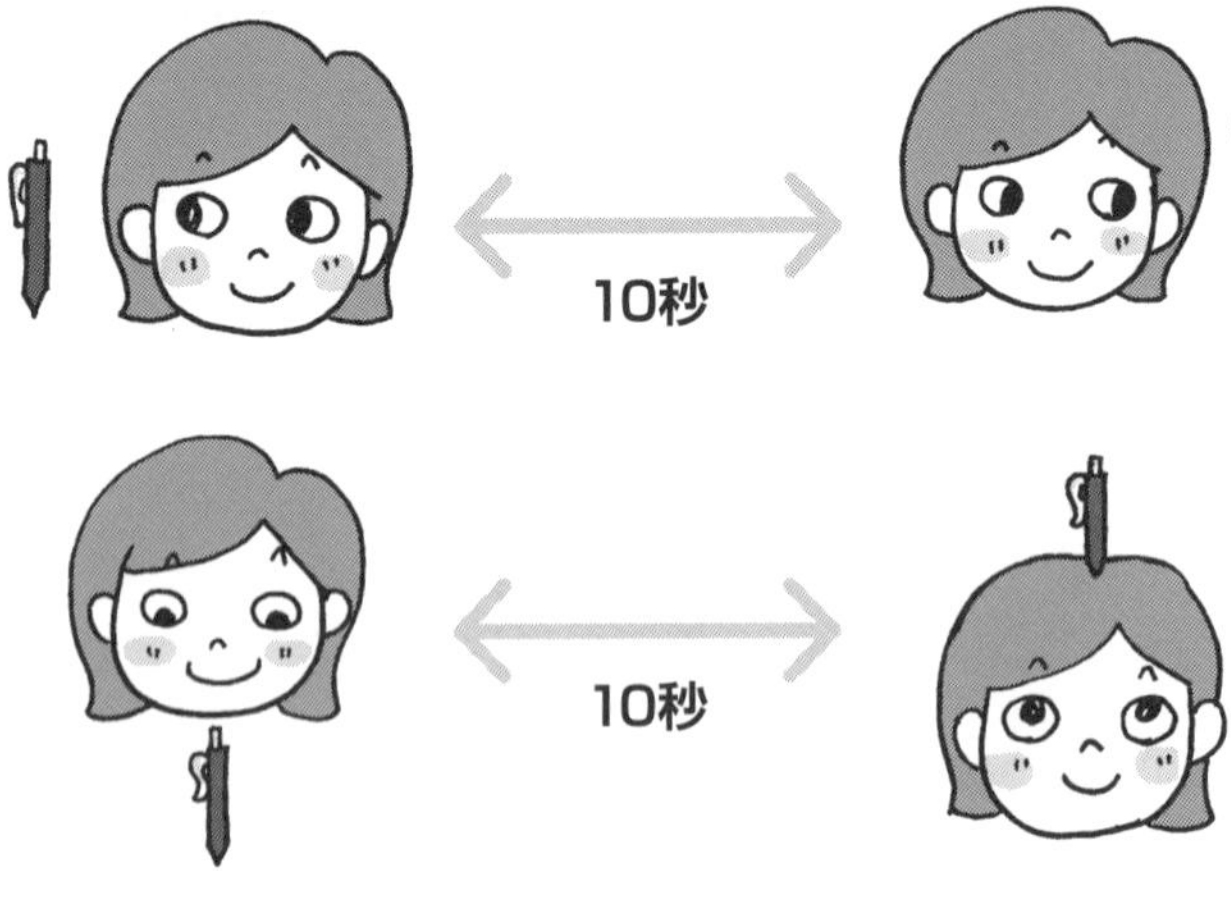
10秒
10秒

（10秒）・横の左右を10回（10秒）シフトします。目がボールペンの動きについてくるかどうかを見て、目の運動能力を調べます。

【チェック7　脳の活動状態を調べる】

目で見たものが脳に届いて処理されているかを調べます。

本書の口絵にある3Dを交差法と平行法で行ってください。5秒以内にできたかどうかです。

情報が脳の中で一つになり「融像」し立体的に見えるかどうかのチェックです。

脳の中では1＋1＝1なのです。

これができることで、見たものを脳が活用できるのです。つまり、脳内視力（集中力・記憶力・想像力など）が活用できるのです。

どうでしたか？　これら7つのチェックで次のことがわかります。

（チェック1）目が悪ければものは見えない

平行法

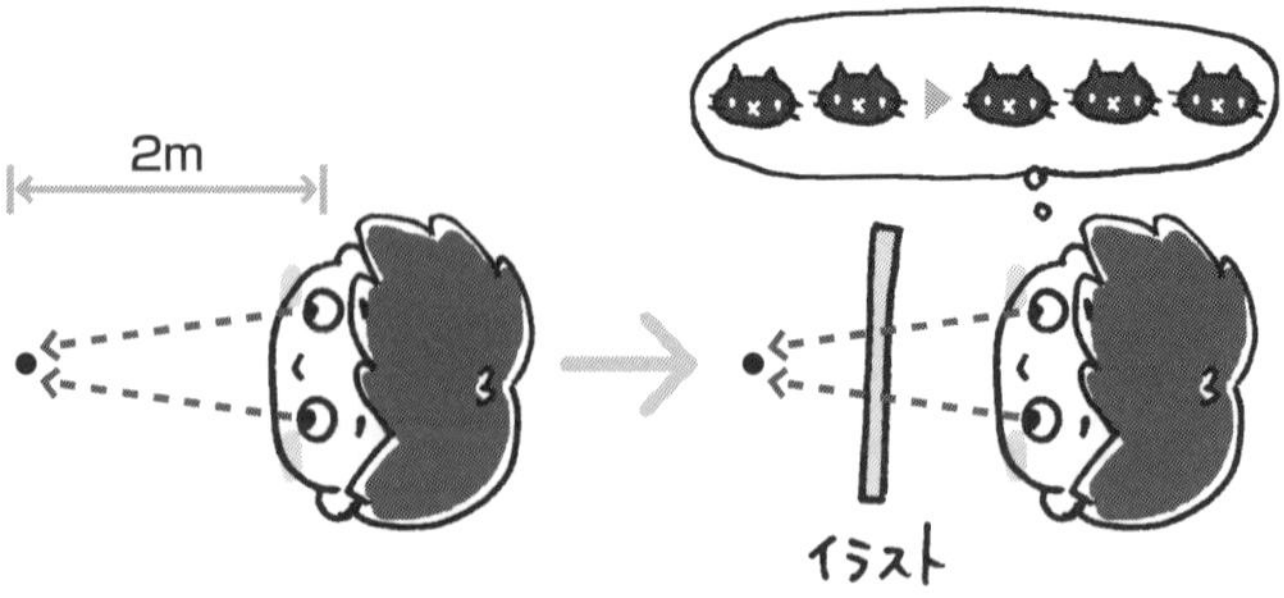

両目で遠くの一点
約2mを見る

両目で遠くの一点を見たまま、
本を目の前(30～40㎝)に置く

※2個のネコマークが、3個に見えたらその状態を保とう

交差法

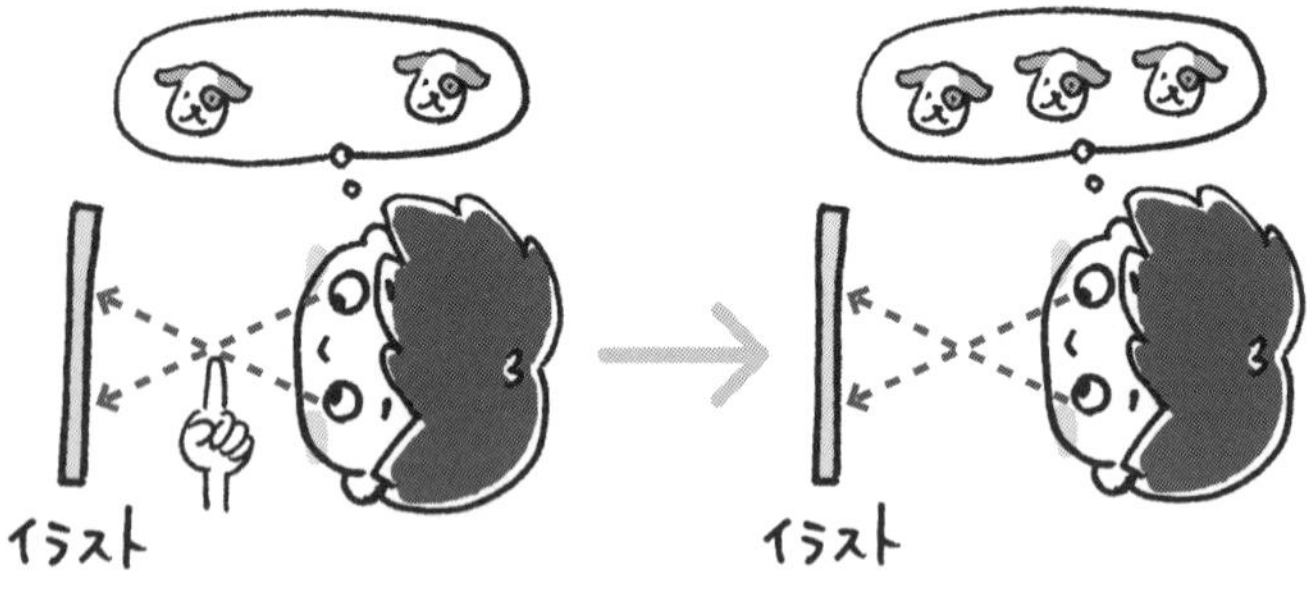

人差し指を、本と眼球の真ん中に持ってくる。目線を指先に保ちながら、
人指し指の位置を前後させる。右目で左側、左目で右側を見る

※2個のイヌのマークが、3個に見えたら指をはずそう

（チェック２）思ったほどたくさん読めない（横書き）
（チェック３）思ったほどたくさん読めない（縦書き）
（チェック４）近くを見る視力が低下していたり両目の視力が違っていたりする
（チェック５）目が寄らなかったり片目しか寄らなかったりする
（チェック６）目の運動能力が落ちている
（チェック７）脳の中で情報がまとまらない

すべてできた人は、この本を読む必要がないでしょう。しかし、それは10人に１人もいないはずです。ほとんどの人は大なり小なり問題があるものです。

すなわち、私たちは自分ではキチンとものを見ているつもりでも、本当は、ものが全然見えていないのです。

極言すれば、現代人はほとんど近くのものが見えていないのです。

実は、最近、この近くがキチンと見えない人が多い事が問題点として挙げられます。特に、近視は「近くが視える」と書きますが、本当は、近くも遠くも見えない〝無視〟の状態なのです。

この状態で本を読み、しかも、速く読もうとするのですから無謀としか言いようがありません。骨折をして松葉杖を使いながら全力で走るようなものです。

速読をして視力をどんどん低下させ、頭痛・慢性疲労・うつになった方の相談を受けることがあります。

〝無視〟の人の特徴

近くも遠くも見えない〝無視〟の状態に陥ると、本を読むときやパソコン作業をするとき、次のようなことが起こります。

・本を読む速さ、パソコン作業が遅くなる
・内容が頭に入らず読書もパソコン作業もはかどらない
・本を読んでもパソコンを見ても、内容をすぐ忘れる
・本が1冊読み切れないし、パソコン作業が嫌になる

当然のことです。先のチェック1～7で判明したように原因は明白です。

視力が悪いと、目と脳の使い方を間違えてしまうのです。

速読の第一歩は、視力を回復させながら目と脳の使い方を正すことです。

スラスラ読んで脳に情報を入れることができるようになります。

視力が悪いと、速く読めないし脳にも残らない

視力が悪いということは、ものが見えない目であるということです。また、血が通っていない目とも言えます。このような目の状態を放置し、近くが見えるわけがありません。もちろん、本を速く読んだりパソコンを速く見たりすることなどできるはずもないのです。

視力を回復させながら、目と脳の機能を高め、速読をマスターすることが肝心です。

また、視力がよい人の中に「軽い遠視」の方がいる場合があります。

この場合は、本人が無自覚な場合が多いのです。

自己診断法としては、右目と左目の視力に差がある場合（たとえば、右目1・2、

左目0・3など）や、片目は正常で片目は軽い近視ということがあります。チェックしてみてください。

次に、視力が1・5の場合でも、目の使い方が悪くて速読できない場合があります。ともかく、前述したチェック1～7をすれば、自分が速読できない根本原因を把握できます。視力の良い人も試してください。

速読のカギは、目と脳をスピードアップさせバランスさせること。そして集中力

速読は、「見る力」と「考える力」をスピードアップ&バランスさせる、目と脳の総合芸術「トータルアート」です。

速読には目と脳のスピードアップが必要です。

目のスピードは視力を回復させながら、「目を寄せ」「ピントを合わせた状態で」眼球運動を鍛えればカンタンにアップします。

この時に大切なことは「目を寄せ」「ピントを合わせた状態で」本を読んだりパソ

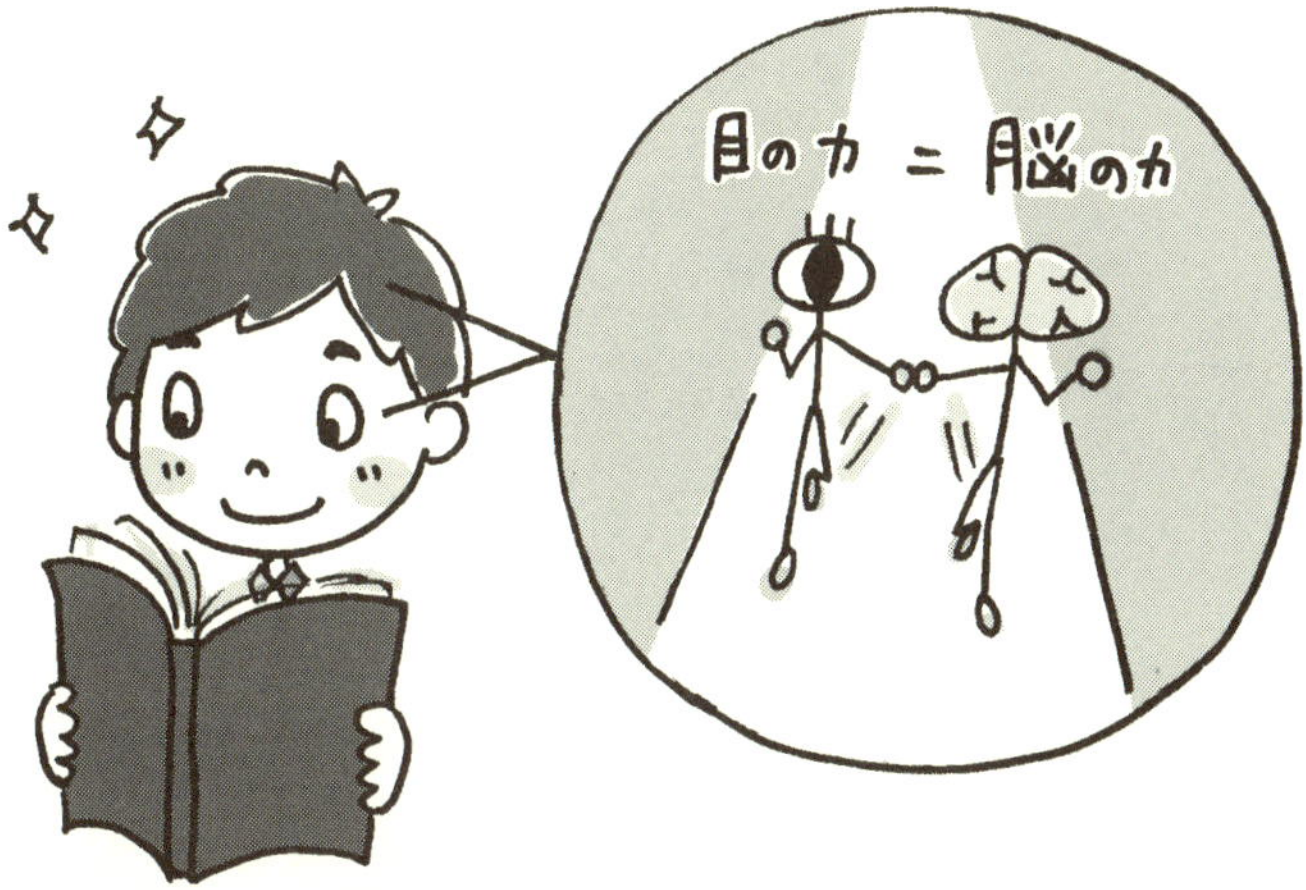

速読は目と脳のトータルアート

コンを見たりすることです。

この２つのポイントが大切なのです。ひたすら速く眼球を動かせば良いのではありません。

「ピントが合わない」状態とは、わかりやすく説明すると、「分厚いレンズ」を付けたときに広がる「ボヤっと」した状態をイメージしてください。

これでは、見る力はもちろん、考えて理解する力も湧きません。

目を寄せない・ピントも合わせないで、眼球をただひたすら動かしますと、視力はどんどん低下するし頭も痛くなります。

輻輳（目を寄せてものを見ること）と調節（ピントを合わせてものを見る）が

バランスしてこそ、見たものが脳に伝えられるのです。ものを見るときのイロハの〝イ〟です。この大切な事が、従来の速読では見逃されているように思います。

脳のスピードは集中力でアップします。

集中力は、脳の働きの一番重要な力です。

ご存じのように、集中状態では物事が何倍ものスピードではかどります。しかも、自分で必死になって頑張らなくても、集中力が目的地へ勝手に運んでくれるのです。努力要らずです。

そして、**集中状態に入ると、潜在意識の扉まで開き、眠りこけている莫大な潜在情報が記憶として蘇ってくるのです。**

集中力が記憶力を引き出してくれます。速く読みながら潜在意識が記憶を使って無意識的に考えをめぐらしてくれるようになります。脳で考えた事を心に伝え、記憶を引き出す働きを集中力がしてくれるのです。

速く読みながら速く考えることができるようになります。脳のスピードが飛躍的にアップします。

この時、目のスピードと脳のスピードをバランスさせる事が大切です。

目のスピード＞脳のスピード・・・速く読めるが何が書いてあるかわからない状態です。あせって速読しようとするタイプです。

目のスピード＝脳のスピード・・・理想的な速読法で、何が書いてあるかを理解し速く読める状態。

目のスピード＜脳のスピード・・・少し読めば全てを理解するタイプで天才的な状態。普通はあり得ない状態です。

目と脳をバランスさせれば、疲れずに速読ができるようになります。

目が脳を育て、疲れもさせる

視力が悪いと脳が働かない事は前述の「チェック」で証明しました。ここで理解してほしい事は、目が見えないと脳が混乱して、脳の力が発揮できないということです。

目の刺激が脳を刺激し、脳の力を引き出してくれるのです。

よく注意欠陥多動性障害（ＡＤＨＤ）や学習障害（ＬＤ）の相談を受けますが、視力と目の働きが悪い事がほとんどの原因です。

すなわち、目が脳の学習能力や適応能力（脳の可塑性《かそせい》）を育てているといってもいいのです。したがって、目と脳の働きが悪いと学習しづらくなり、環境にも適応しづらいので、疲れやすくなります。

本書で紹介している速読をすれば、目が脳を適度に刺激しますので、疲れないで満足を感じる様になります。

もちろん視力も戻ります。

パソコンの横書きが読みにくい理由と発光体で目と脳が疲れる理由

横書きの文章やパソコン画面が読みづらくて、目が疲れやすいのには理由があります。

目を視点移動させる時に、縦書きの場合は両目で同じ距離を見たまま上下に視点移動させます。これに対し、横書きの場合は、左右の目がそれぞれ少しずつ距離を変えながらピントを合わせ、左右に視点移動させます。少しずつピントを変えながら両目をバランスさせ視点移動するのですから、とても大変な作業を目に課すことになるのです。片目でものを見るクセができやすいのです。

しかも、発光体を見るのですから、光刺激が強い分、余分に目が疲れるのです。

光刺激は波長として目から脳の奥へと浸透していきます。

そこには、視床下部と脳下垂体があります。過剰に光刺激を受けますと自律神経とホルモン分泌を乱す原因になります。

また、パソコンによる継続的な光刺激は、瞳孔の緊張を長時間強いますので、交感神経の興奮をずっと持続させる結果をもたらします。

これらの面から、パソコンの横書きは、目と脳がとても疲れやすいのです。

発光体を長時間見ることは、人類の歴史の中で初めての出来事です。

パソコン文章の速読対策

日本人は文字を使い始めて以来、縦書きを使用しています。横書きを頻繁に使用し始めたのはここ数十年のことです。

縦書きと横書きは、どちらが目と脳に優しいか。

それは、圧倒的に縦書きです。

日本人の学習能力が世界でもトップレベルであるのは、縦書き使用のおかげではないでしょうか。

ところが、最近、パソコンをはじめ書類も横書きが主流を占めるようになりました。

これは目と脳にとっては負担が増える大きな出来事です。

この事実を理解している人がほとんどいないことが問題です。

特に速読をする時、「両眼視を維持しながらの素早い視点移動」を習得する必要があります。

【対策1　両目のバランス弾力強化】

目の前15㎝にペンをセットします。両目を寄せたままゆっくりペンを右に10㎝移動しそれを目で追います。

次に、ペンを元の正面に目を寄せたまま戻します。左目は目を寄せたまま右目だけ戻すのです。これを、左でも行います（往復5回）。

【対策2　対策1をハイスピードで行う】

対策1フィットネスを2倍〜3倍で行います（往復5回）。

【対策3　70㎝速読】

本や書類・パソコンを目から70㎝離して見ることを習慣化します。

距離が離れれば離れるほど、両目を寄せる力も視点移動する力も少なくて済みます。なるべく、離れてものを見ましょう。

両目のバランス弾力強化

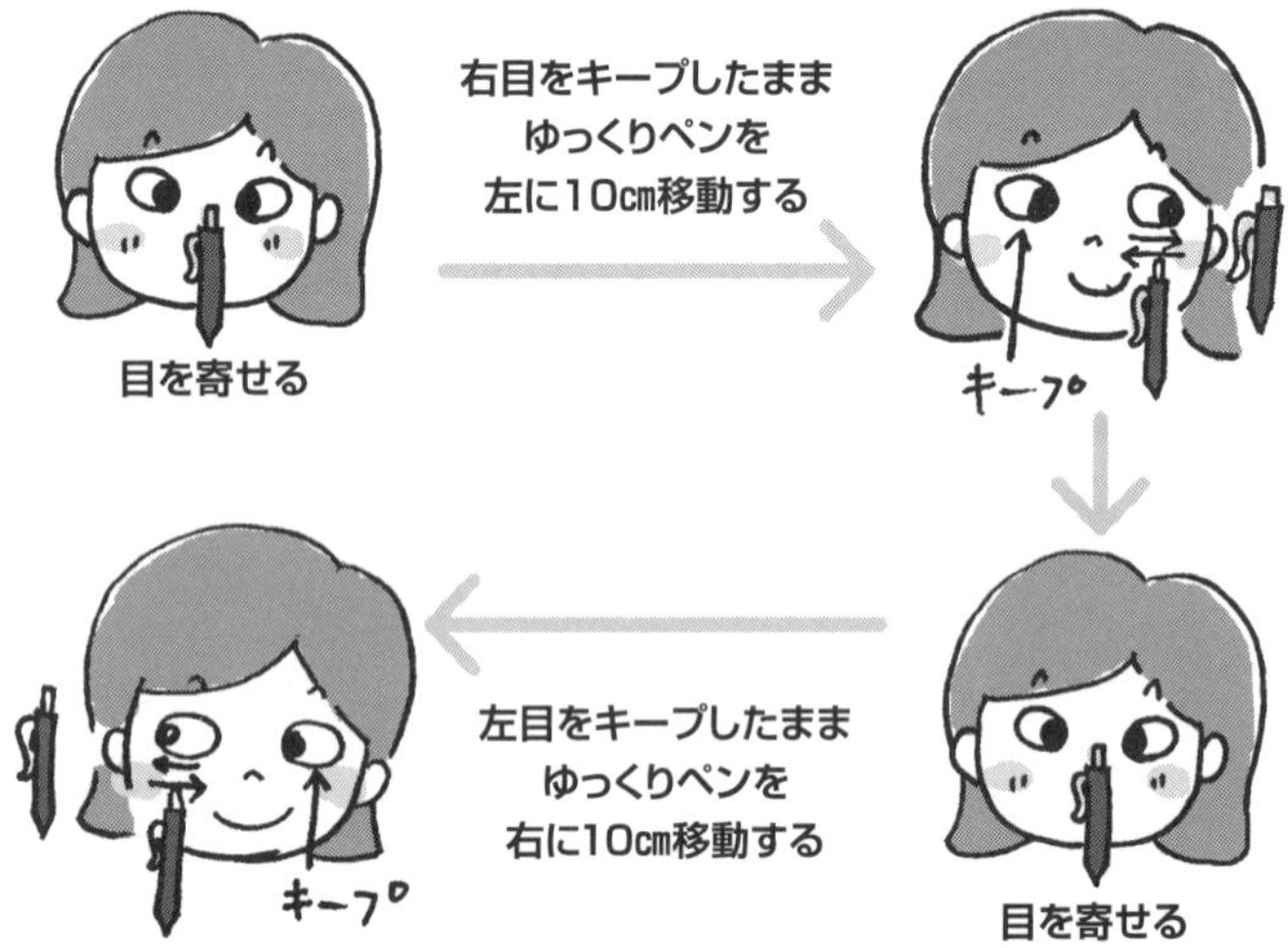
右目をキープしたまま
ゆっくりペンを
左に10㎝移動する
目を寄せる
キープ
左目をキープしたまま
ゆっくりペンを
右に10㎝移動する
キープ
目を寄せる

パソコン対策

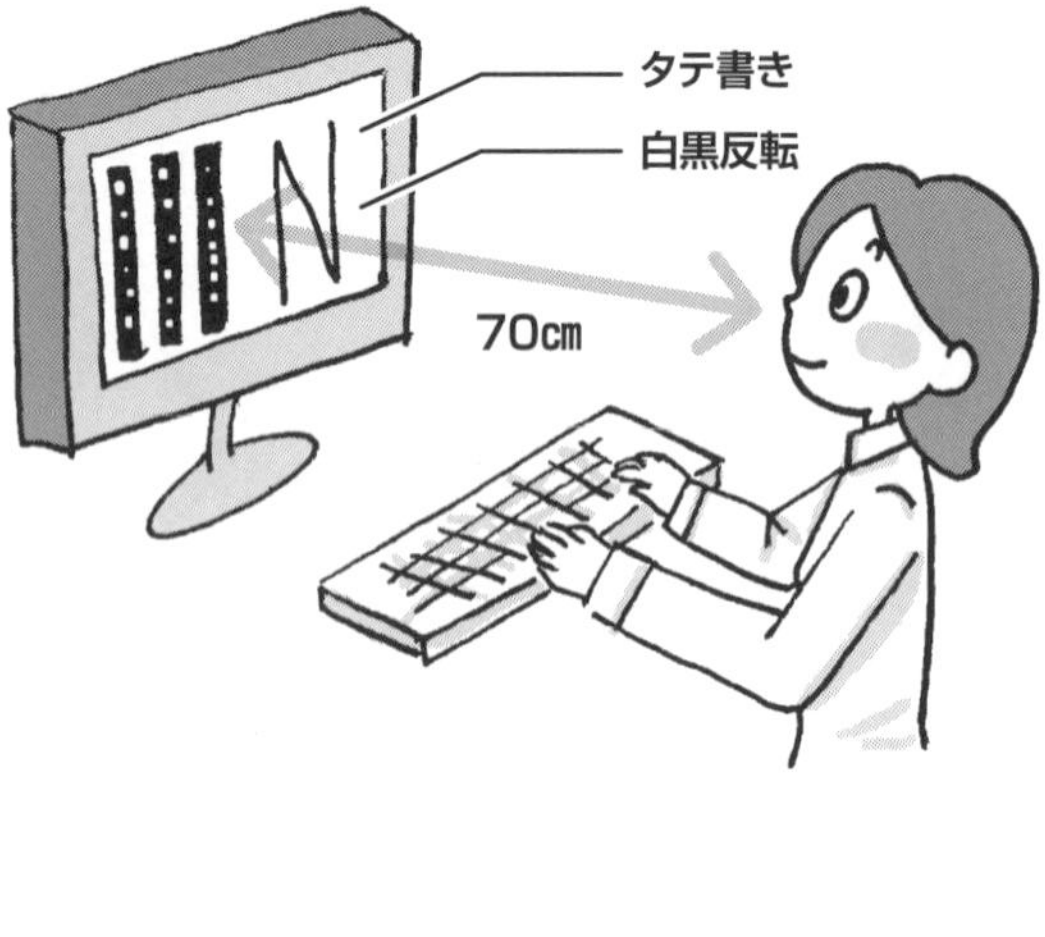
タテ書き
白黒反転
70㎝

【対策4　縦書き変換】

パソコンであれば、縦書きに変換して読むようにします。

【対策5　画面の白黒反転】

パソコンであれば、ときどき画面の白黒を反転して見ます。光刺激の量が減り、目と脳の消耗率が減ります。

至近距離でものを見ると、目と脳の働きは急速に低下する

人間は動物です。あらためて言うことではないのですが、多くの人がこの事実を忘れています。

目は〝遠く〟をきょろきょろ見るためにあるのです。外敵から身を守るためや、危険を素早く察知するためです。したがって、眼筋（網様体筋と外眼筋）では圧倒的に外眼筋の占める率が高いのです。目をきょろきょろ動かす筋肉です。

速読を支える目の筋肉

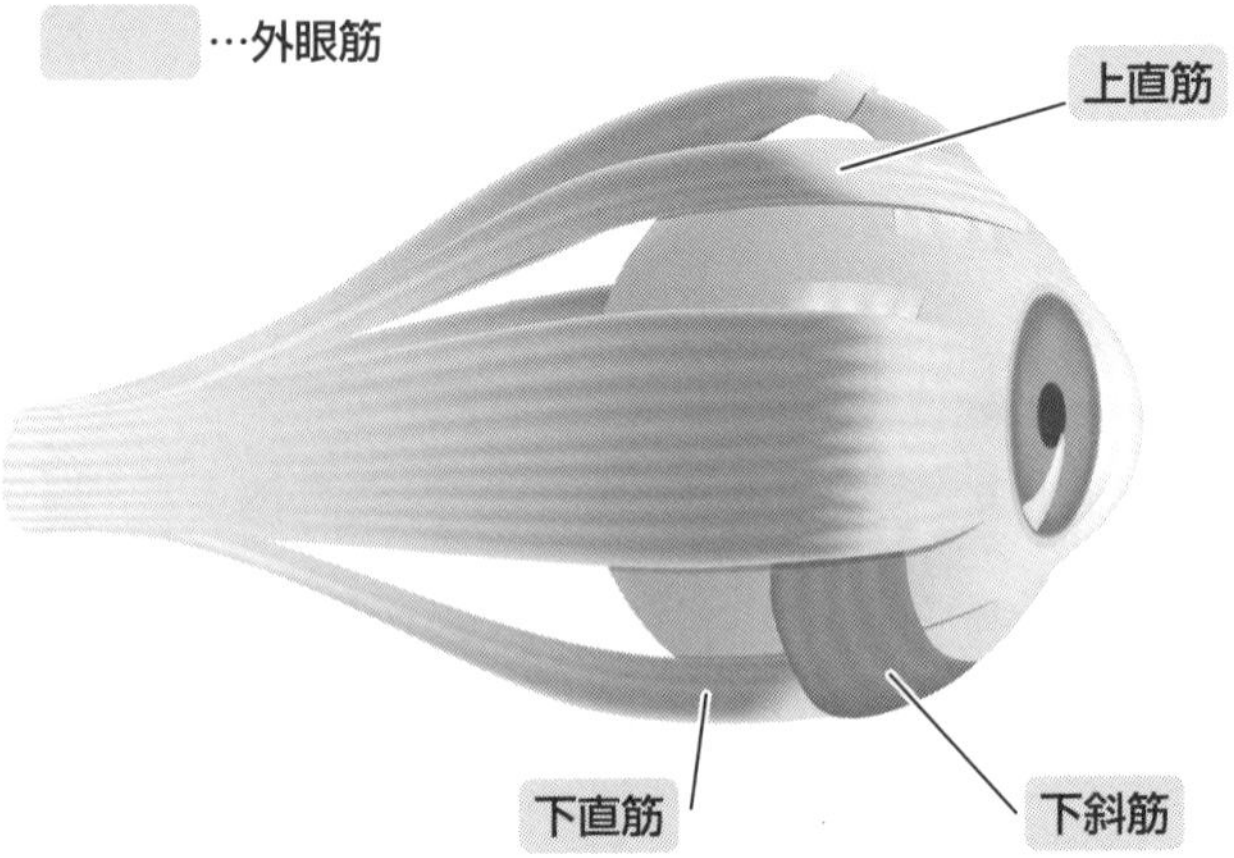

ところが現代生活では、外敵から身を守ることも危険から身を守ることもほとんど必要なくなりました。素早くものを見て素早く判断することがなくなったのです。〝速視力〟も〝速脳力〟も使わなくなったのです。

速視力とは、視力を回復することで見る力のスピードが5倍速になった状態です。

また、速脳力とは脳を活性化することで、集中力をはじめとする脳の働きなど考える力のスピードが5倍速になった状態をいいます。

ふたつとも速読には欠かせない要素です。

それらが次第に低下しているのです。

原因は、パソコン・携帯・スマートフォン・ＤＳなど至近距離でものを見ることにあります。至近距離では目を動かす必要はありません。外眼筋を使わず、ただ、網様体筋を緊張させれば済みます。これはとても不自然な目の使い方なのです。

速読が流行るのは、この目と脳の〝不自然な使い方〟からの脱出を自然に目指している姿なのかもしれません。

姿勢は健康維持につながる

姿勢は私生活《しせい》の健康を左右します。背骨からは多くの神経が枝分かれしています。内臓神経を圧迫し、その機能低下をきたしたり、ヘルニアになっては大変です。

最近は、学校でも家庭でも姿勢を気にしなくなり、姿勢の悪い人が急増しました。

また、本を読んだりパソコンを見たりするときは、どうしても、頭の重さ（約5～6kg）が首・肩・背中・腰にかかります。それを長時間続けるのですから、いかに大切かわかるはずです。

椅子に座り、膝が直角になり足の裏がキチンと床につくこと。腰も椅子に直角になるようにお尻を置きます。そこから頭まで天井から糸でつるされているように力を入れないでまっすぐ伸ばします。

目線があまり下がらないようにして首の力を抜きます。

本を速読する場合は、なるべく本立てを購入し、目の高さで本を読みます。

速読するときの姿勢

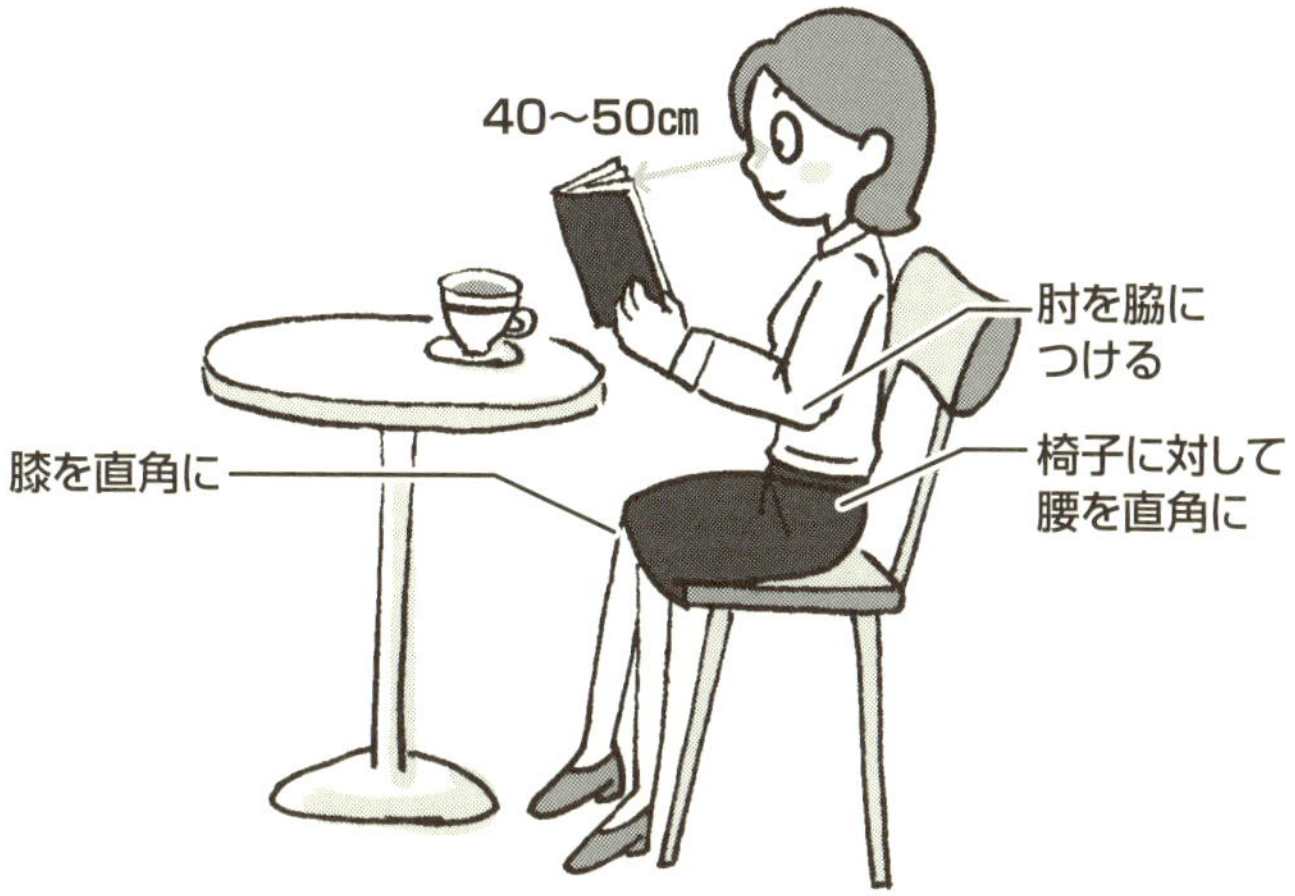
40～50㎝
肘を脇に
つける
椅子に対して
腰を直角に
膝を直角に

パソコンを速読する場合も同じように目の高さで操作します。

できれば、70㎝位離すとピントを合わせる力・目を寄せる力・視点移動する力をあまり使わなくてもいいので、目が疲れにくいです。

目と脳の疲労と眠気・体のこわばりを感じたときは、立って歩きながら読むことをオススメします。動くと疲労物質の乳酸の排泄もうまくいき、眠気や体のこわばりもありません。理想的です。

第2章

視力回復トレーニング

視力は回復します。いえ、回復させなければいけません

いまだに「視力は回復するのでしょうか」という質問をいただきます。

視力は回復します。いや、回復させなければいけません。

風邪をひいたら治そうとするのに、なぜ、視力を回復しようとしないのでしょうか？

風邪でも治さずに放置すると肺炎になり、こじらせると死ぬこともあります。

目も同じで、視力低下を放置し、近視が強度化すると合併症（緑内障・網膜はく離・黄斑変性症・白内障）から失明する恐れがあります。最近は、40代から急増しています。

特に、パソコン作業が一般化し、一日中画面を見るようになり、この傾向に拍車がかかり始めています。

子供にもこの傾向が現れ、小学生でも約半分の子供が、目が悪くメガネをかけてい

るようです。**テレビ・ゲーム・お受験・過度の読書が原因です**。

また、**両親とも目が悪いケースがほとんどです**。将来を担う子供たちが心配です。

老眼も放置状態です。最近は、「老眼開始年齢が35歳に低下している」と言われ始めました。パソコンや携帯・スマートフォンなどの情報端末の使用で、目が酷使され、近くを見る視力（近見視力）の低下が、老眼開始年齢を早めているように思います。

老眼も回復できます。

年のせいだとあきらめると、老化し放題でボケにつながるケースも見られます。

視力は回復します。

老眼も回復します。

〝どこまで〟回復するかは個人差があります。とにかく、あきらめずに意欲を持って回復させようと思うことです。

「視力は回復しないと思うよ」「メガネをかければ見えるからいいのでは？」と、眼科で言われ、視力は回復しないと思われている方が大半です。

国の社会保険診療の中には、視力測定やメガネ処方は診療項目にあります。

しかし残念ながら、視力回復は診療項目にありません。したがって、社会保険診療の眼科医のおっしゃることはその通りかもしれません。ただし、自由診療の中では、眼科医が近視レーシックや老眼レーシックで、「視力は回復する」と言って診療されています（もちろんしないほうがいいのですが）。

何でもかんでも「病気は国に面倒を見てもらおう」という考え方が問題なのではないでしょうか。自分の病気や近視・老眼は「自分で治す」というセルフヘルプ（自助努力）が大切だと思います。

さあ、視力を回復し、老眼を回復しながら、読書力を養い、速読できるようにしましょう。

視力低下の原因は、目の酷使と間違った目の使い方にあります。速読術を身につければ、短時間で読書やパソコン作業を終わらせることができ、目の酷使をせずに済みます。また、正しい目の使い方を覚えると目が疲れなくなります。そして、視力低下・老眼の進行がストップし、回復力が高まります。

フィットネスの心構え3カ条

1. 近くを見過ぎて目を酷使したために、疲れやすくぼやけてものが見えないので、脳が働きにくい目（近視・乱視）
2. とても疲れやすく、学習能力と運動能力が発揮しづらく、脳が働きにくい目（遠視・乱視・斜視・弱視）
3. 加齢により近くが見えにくく、物忘れが激しい目（老眼）

これらの目はいずれも呼び名は違いますが、目の使い方の間違い、かつ、目の運動不足であることは共通しています（細部については、多少違いがあります）。目の筋肉が固くて目が寄らない・離れない・動きについていけない、左右に視力差があり両目で同時に同じものが見えない、ピントが合わない・合わせ続けられない、光をまぶしく感じるなど。

これから、目と脳のフィットネスを紹介しますが、脳の力と潜在意識の力をフルに発揮するためには、次に述べることが基本になります。

【1．リラックス状態である】

全てのフィットネスをリラックスした状態で緊張しないで気楽におこないましょう。「速く読もう」と焦ってしまうと、かえって緊張してしまいます。速く読むことを忘れましょう。

【2．想像力を活用する】

フィットネスをする前に、「(これから) **目と脳のフィットネスをすると、視力がどんどんよくなる。本を速く読むことができる。パソコンも速く見れるようになる**」と期待して始めます。

フィットネスをしている時は「**目と脳の使い方が上手くなっている**」と考えます。

そして、フィットネスが終わったら、「**視力がよくなった！　これで速読ができた！**」と過去形で断定します。**脳の中では、結果を先取りして実現させます**。後は、時間の経過が問題を解決してくれるのです。

【3．集中力を活用する】

フィットネスをするときは、自分とフィットネスとが〝一体〟になるように行います。すると、速くマスターできます。

フィットネスをしているとか、させられているという意識を持たないでください。「私はフィットネスをしている」ではなくて、「私、即フィットネス（私、フィットネス、フィットネス、私）」の状態です。

私とフィットネスの間に境界はありません。

本書では、多数のフィットネスを紹介していますが、すべて〝やらなければいけない〟わけではありません。少しづつ、できるものから行ってください。

できれば毎日、そして継続してください。少しずつ効果が表れるはずです。

最初はウソでも「楽しいな・おもしろいな！」と思いながらやるといいのです。

そのうち、「嘘から出たまこと」になっていきます。

また、集中状態は感覚が変化しやすい状態です。夢中になって自分の好きなことに没頭しているうちに、時間を忘れることはよくあることです。**視力も視覚ですから、集中状態のほうが回復しやすいのです。**

フィットネスするときの3つのポイント

❶リラックスして

緊張しないで
落ち着いた状態で行う

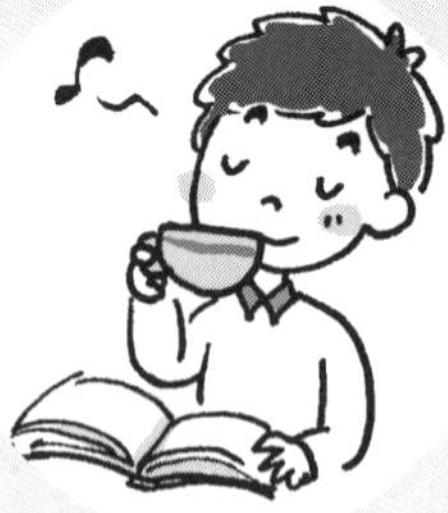

❷想像する

効果が現れている
ことを強く
イメージしながら行う

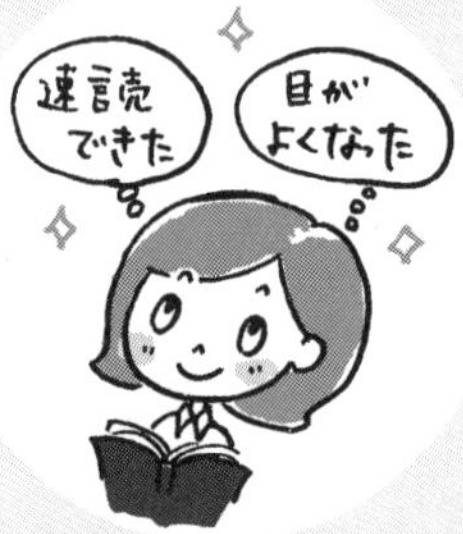

❸集中する

楽しみながら
フィットネスして
集中する

このようにして、脳の力で潜在意識を動かします。

メガネやコンタクトをしなければものが見えない人は、本書で紹介するフィットネスを、メガネやコンタクトをして行ってください。

本当は、視力回復メガネ・視力回復コンタクトをするのがベストなのですが、十人十色ですので、直接目と脳の働きをチェックしなければそれらを作れません。どなたでもすぐできるように、「アイバランス」を付録につけました。利用してくださいい。驚くほどはっきり見えます。アイバランスを使ったフィットネスも紹介しています（P134）

ピントを合わせたまま目を動かす　調節と輻輳をバランスさせるフィットネス

ものを見るときに一番大切なことは、ピントを合わせて目を動かすことです。

長時間でも疲れずにものを見ることができます。

反対に、ピントが合わないまま目を動かすと、目は疲れ視力低下をもたらします。

特に、速読で近くを見る時には一番大切なことです。

【なめらかフィットネス】

1. 迷路をゆっくりピントを合わせたまま移動します。

2. 迷路の上に記入した数字を、1から順番に読みながら目をジャンプさせて移動させます。

3. 迷路を前後左右・上下に自由に動かしながら行ってください。

※緊張しないで行うと、目を動かす運動能力が身につきます。速読マスターの基本です。

【一休さんイメージフィットネス】

1. 興味のある個所（この本のどのページでも構いません）をピントを合わせたままワンセンテンス読み、そこで一呼吸します。

2. 呼吸している間に何が書いてあったかを思い浮かべます（1日5分）。

※読むことと思考と呼吸のリズムが一致し始めます。

なめらかフィットネス

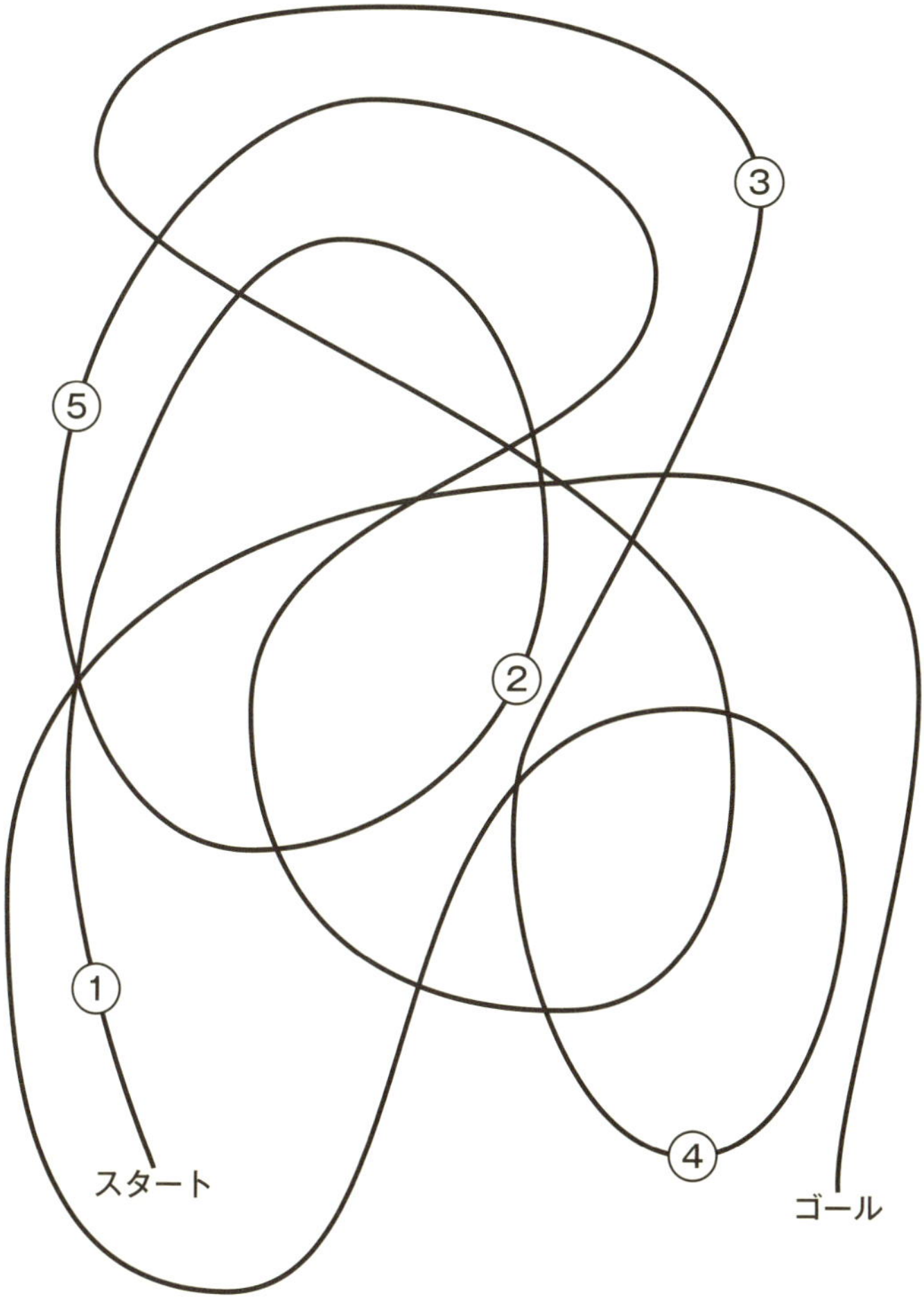

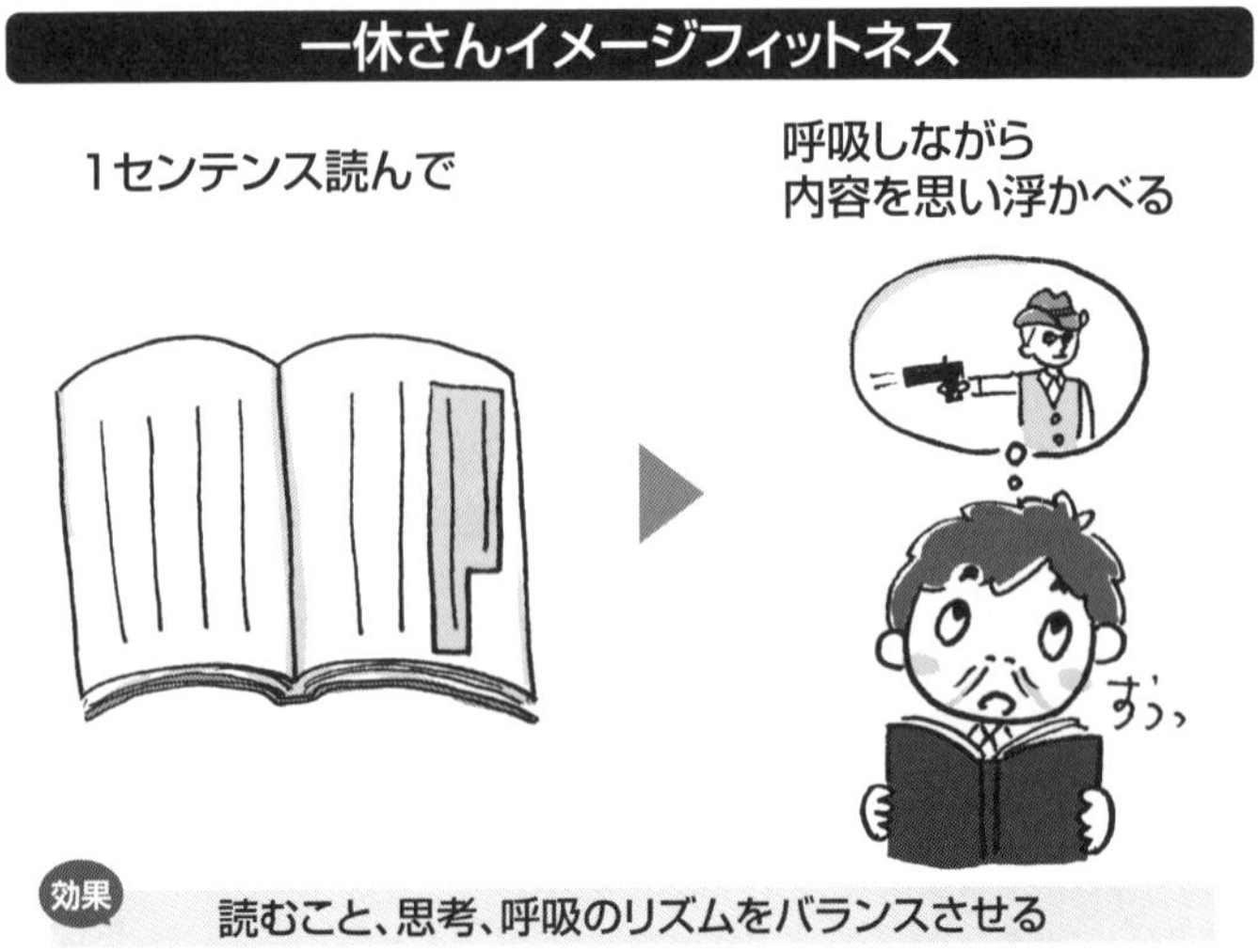
一休さんイメージフィットネス
1センテンス読んで
呼吸しながら
内容を思い浮かべる
すぅっ
効果
読むこと、思考、呼吸のリズムをバランスさせる

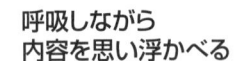

【各駅停車フィットネス】

興味のある個所にピントを合わせたまま、1文字1秒づつゆっくり見ます。この本のどのページでも構いません。

※スローなピント合わせ運動で、〝見逃し〟〝見間違い〟をしない見方を身につけます。

次に、2文字1秒づつ、3文字1秒づつ……、約10文字1秒づつ見てください。

文字数が増えるにしたがってより目の力を抜いて、〝水が流れるように〟目を流してください。パソコンの横書きでも同じことをします（1日5分）。

寄せて離してまた寄せる　輻輳・開散のフィットネス

どうしたことか目を寄せたり離したりすることができない人が増えています。

視力カウンセリングをすると、10人中6〜7人います。嘘のようなホントの話です。

目が寄るから近くが見えるし、目が離れるから遠くが見えるのです。

目を寄せたり離したりすることができないということは、近くも遠くも見ていないのです。正常な状態に戻しましょう。


【1本指フィットネス】

1. 指を目の前30㎝のところに置きしっかり両目で見る。指が1本に見えるはずです（2本に見える場合は、目が寄り切れていないのです）。息を吸いながら指を目に近づけます。指が2本見えたらストップして、元の位置に戻り、また繰り返します。繰り返すうちにだんだん目に近づけても1本に見えるようになります（20回×3回）。
2. ①のフィットネスを上と下でもやります。
3. ①と②をスピーディーにやります。そして、次に、遠くと近くで5秒ストップ

1本指フィットネス

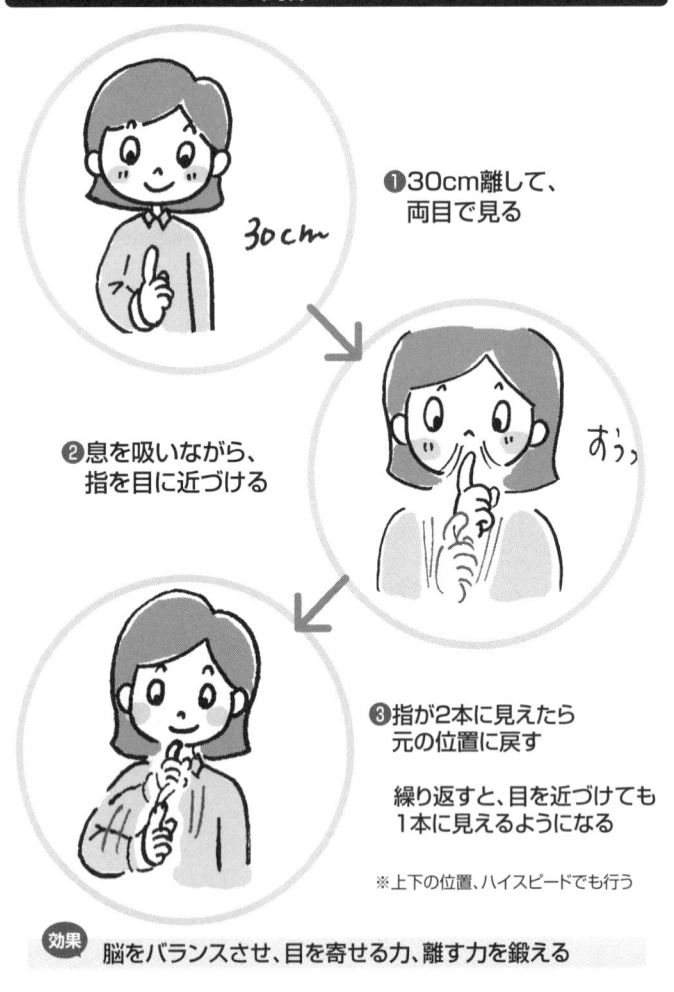

❶30cm離して、
両目で見る

❷息を吸いながら、
指を目に近づける

❸指が2本に見えたら
元の位置に戻す

繰り返すと、目を近づけても
1本に見えるようになる

※上下の位置、ハイスピードでも行う

効果 脳をバランスさせ、目を寄せる力、離す力を鍛えるします。

※目をバランスさせていると脳もバランスし、自律神経やホルモンのバランスがよくなり、体調が整います。体調や気分の〝むら〟が減ってきます。

目の運動神経をよくする　視点移動・動体視力のフィットネス

眼筋や眼球が運動不足で動かなくなっています。

眼球が自分で動かせないと、視点が思い通りに動かせないし、動くものを追いかけられません。

目を柔らかくして動かしてこそ、本来の働きを発揮できるのです。

目の筋肉・神経・血管に汗をかかせましょう。

【目のフィットネス1・2・1・2】

1. 目を「1」で軽くギュッと絞り、「2」で中くらいにギュッと絞り、「3」で強くギュッと絞ります（20回×2セット）。

※眼球をマッサージすることで目に血液が集まり、眼筋・血管・神経のストレッチ

目のフィットネス1・2・1・2

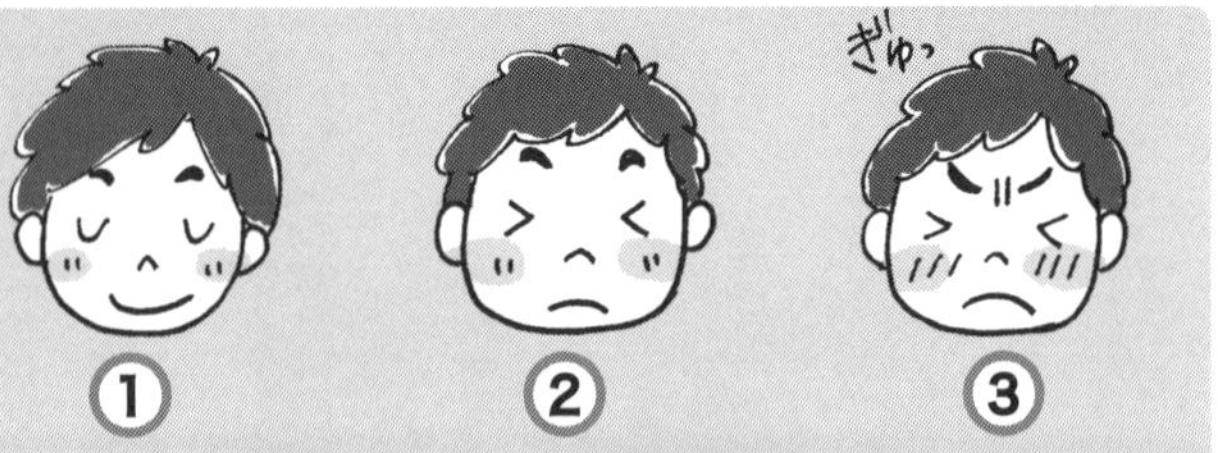
ぎゅっ
①
②
③

少しずつ力を入れて目を絞っていく

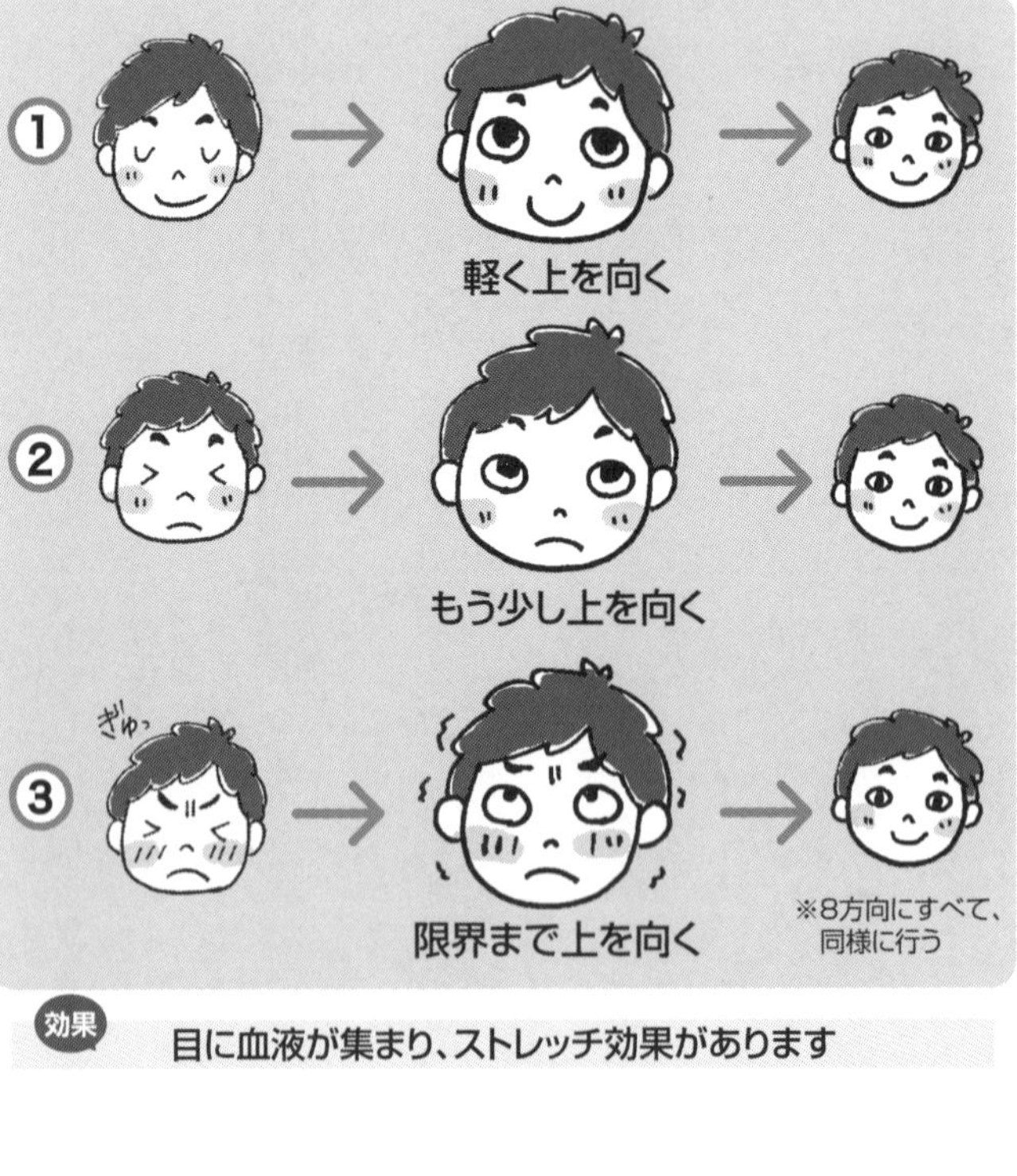
①
軽く上を向く
②
もう少し上を向く
ぎゅっ
③
限界まで上を向く
※8方向にすべて、
同様に行う

効果　目に血液が集まり、ストレッチ効果があります

になります。

2. 目を「1」で軽く上を向いて戻し、「2」でもう少し上を向いて戻し、「3」で上の限界を見て3秒維持します。

これを、下・右・左・右上・左下・左上・右下で行います（各5回ずつ）。

両目が別人格な目　同時視・融像視・立体視のフィットネス

左右の視力に差がある場合、右目と左目が違うところを見ている可能性が高くなります。また、片目で見ていることもあります。両目で見る距離を合わせましょう。両足の長さが違うと歩きづらくて、転ぶことがあります。同じように、両目の見ている所がズレていると、覚えづらいし、偏頭痛を引き起こします。「見れども見えず（覚えず）」にならないことが、速読では大切です。

【目の人格一致フィットネス】

1. 目の前30㎝のところにAの字を持ち片目を閉じます。

もう一方の目でピントを合わせます。

目の人格一致フィットネス

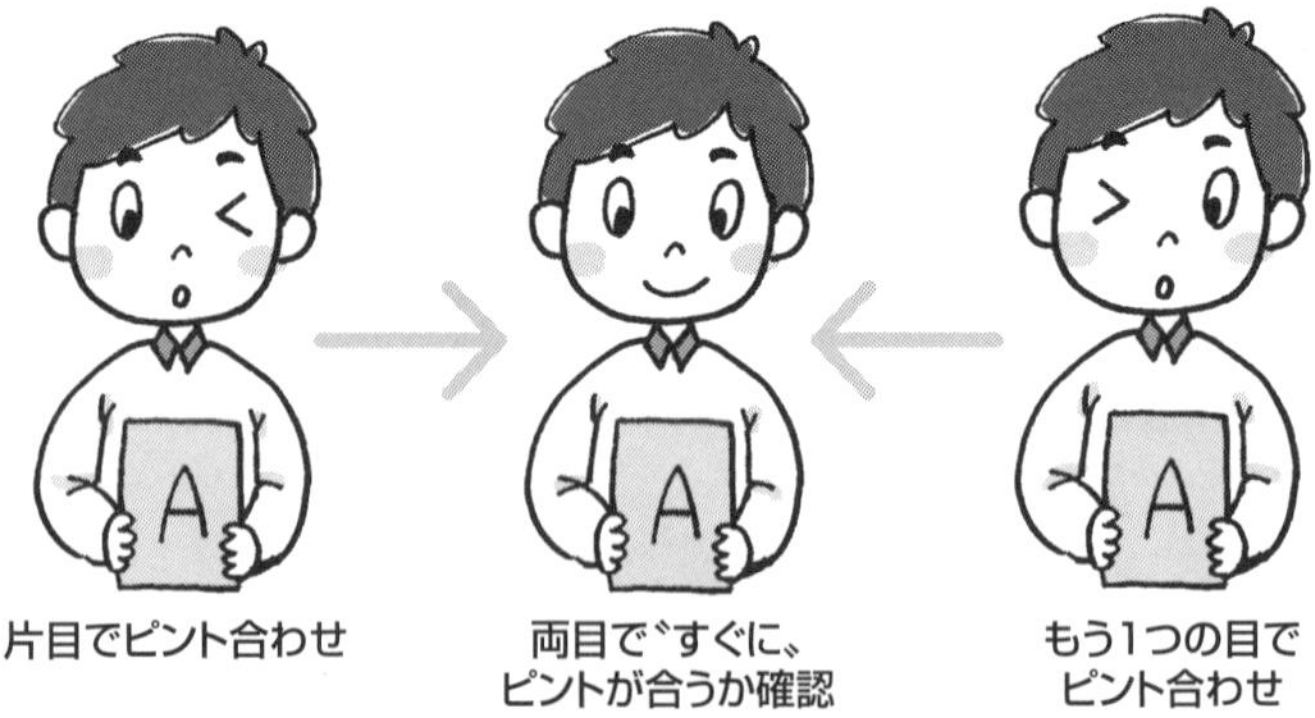
片目でピント合わせ
両目で"すぐに"ピントが合うか確認
もう1つの目でピント合わせ

両目を使って見るトレーニング
片目しか使わないと、考えがまとまらない

次に、閉じていた目を開けて両目でピントを合わせます。

すぐに合うかどうかを確かめます。

反対の目でも同じことを行います（1回3分×2回）。

2．Aの字をいろいろなところに移動して行います。

※目と脳では1＋1＝2ではなく1です。

両目と両脳が協力してこそ、見て覚えられるのです。

光がまぶしく暗さに慣れにくい目　コントラスト感度が悪い目のフィットネス

目が悪くなると光に対する瞳孔の反応力が落ちます。瞳孔は自律神経支配ですからその反応も落ちたことになるのです。特に、パソコンで目が疲れやすい人は、目が〝光負け〟していると思います。正常にしましょう。

【光のまぶしさ解消フィットネス】

1．天気の良い日は外へ出て目を閉じたまま、1～3分間「目の日光浴」をしましょう。

2．太陽を一瞬見て目を閉じます。色が黄色から始まって虹の色のように変化します。それを心の目で感じ取りましょう。

※太陽光は万物を生成化育《せいせいかいく》するエネルギーです。目から脳にエネルギーが流れるようにしましょう。

光のまぶしさ解消フィットネス

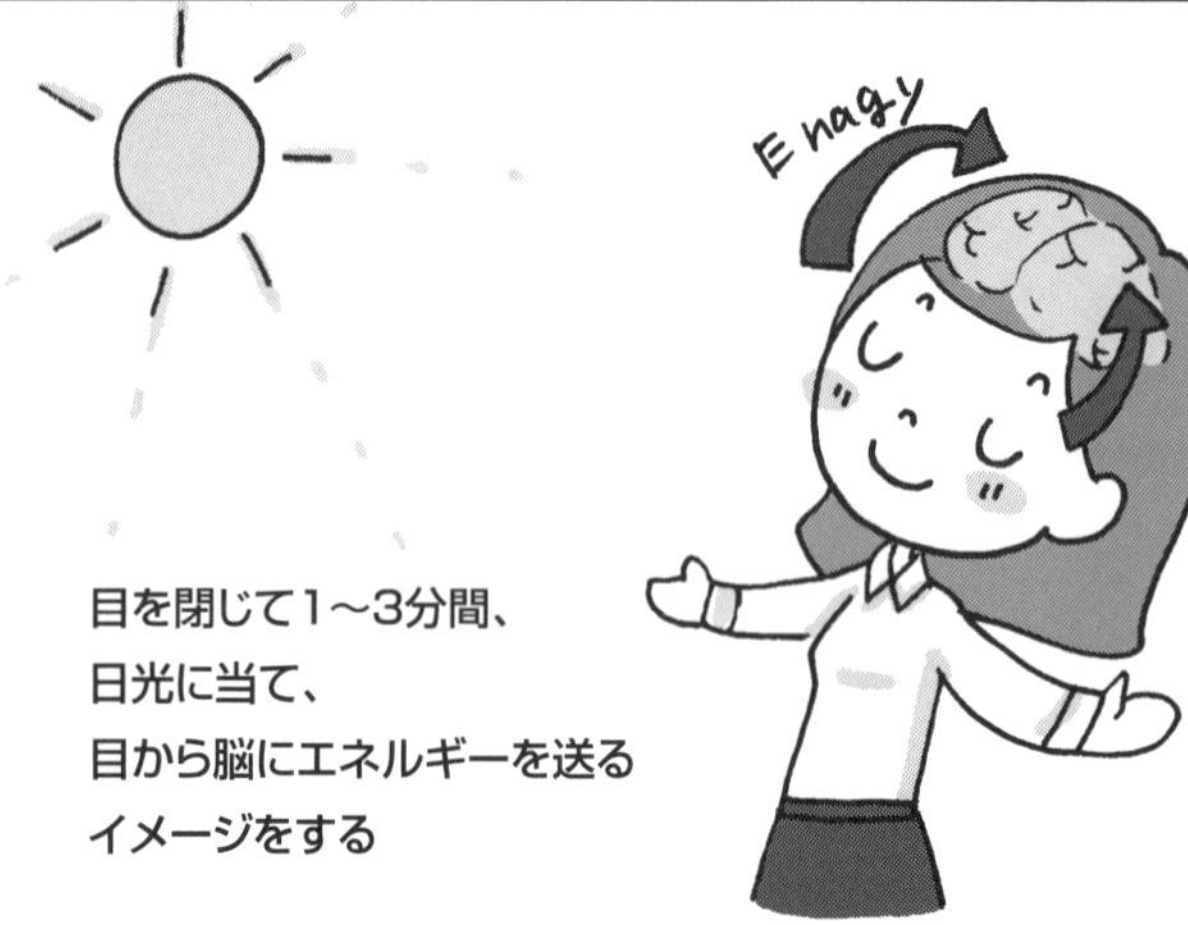
Enagy
目を閉じて1～3分間、
日光に当て、
目から脳にエネルギーを送る
イメージをする

目と脳を休息させる方法

コンビニが24時間営業なので、人間も24時間営業になったようです。昼夜逆転の人もいますし、昼間も、オフィスの中で日光に当たらずモグラのような生活をしている人が多くなりました。

目を使うと、目はもちろん、脳も疲れます。

脳細胞はほかの細胞と違い、栄養と酸素だけでは生きていけません。睡眠が必要なのです。できれば7〜8時間寝るのが理想です。

脳は夜の10時ころから、体を癒す成長ホルモンやメラトニンをはじめ各種ホルモンを分泌し始めます。この時間帯を外して寝ても、体を修復することにはなりません。寝る時間帯が大切です。

寝る時間を節約してもあまり意味がありません。脳は読んだり見たりしたものを寝ている間に記憶として定着します。寝ることは記憶の定着に必要不可欠な行為なのです。

目と脳の休息は何と言っても光刺激遮断です。真っ暗闇を楽しむことです。

やり方は簡単です。横になって休み、目にアイマスクをします。アイマスクがない場合は、ハンカチでもタオルでも構いません。そのまま、光を遮断します。5～15分くらいが適当です。

その後、アイマスクを取り除いて物を見た時の壮快感は何とも言えません。物が明るく見えびっくりするくらいハッキリ見えます。感覚がリセットされたようになります。

第3章

速視力フィットネス

目のスピードアップ

目のスピードアップは眼筋力が決め手です。特に、外眼筋（眼球をきょろきょろ動かす直筋や斜筋）の持続力や耐久力に関係します。同時に脳を刺激する目の体操です。

時間と空間を乗り越える瞬間移動　視点移動法1・2・3・4

目のスピードアップは、素早い視点移動が握っています。
スピーディーな脳への情報提供は、視点移動で養成される速筋力強化で達成されます。

【足し算フィットネス】

1．縦と横一列に1と2の数字が適当に配置されています。それぞれ上から下へ下から上へ、左から右へ右から左へ足し算しながら視点を移動してください。

※目と脳のスピードアップを同時に行うものです。目を動かしながら考える力を養います。脳の記憶力・集中力・想像力も同時進行で鍛えられます。

足し算フィットネス

2	1	2	1	1	2	2	2
1	2	1	2	2	1	1	1
2	1	1	2	2	2	2	2
1	1	1	2	2	1	2	1
2	1	1	2	2	1	1	2
1	1	2	2	1	2	2	1
2	1	1	2	2	2	1	2
1	2	1	2	1	2	2	1
2	1	2	1	2	2	1	1
1	2	1	2	2	1	2	2
2	2	2	1	1	1	2	1

ギザギザフィットネス

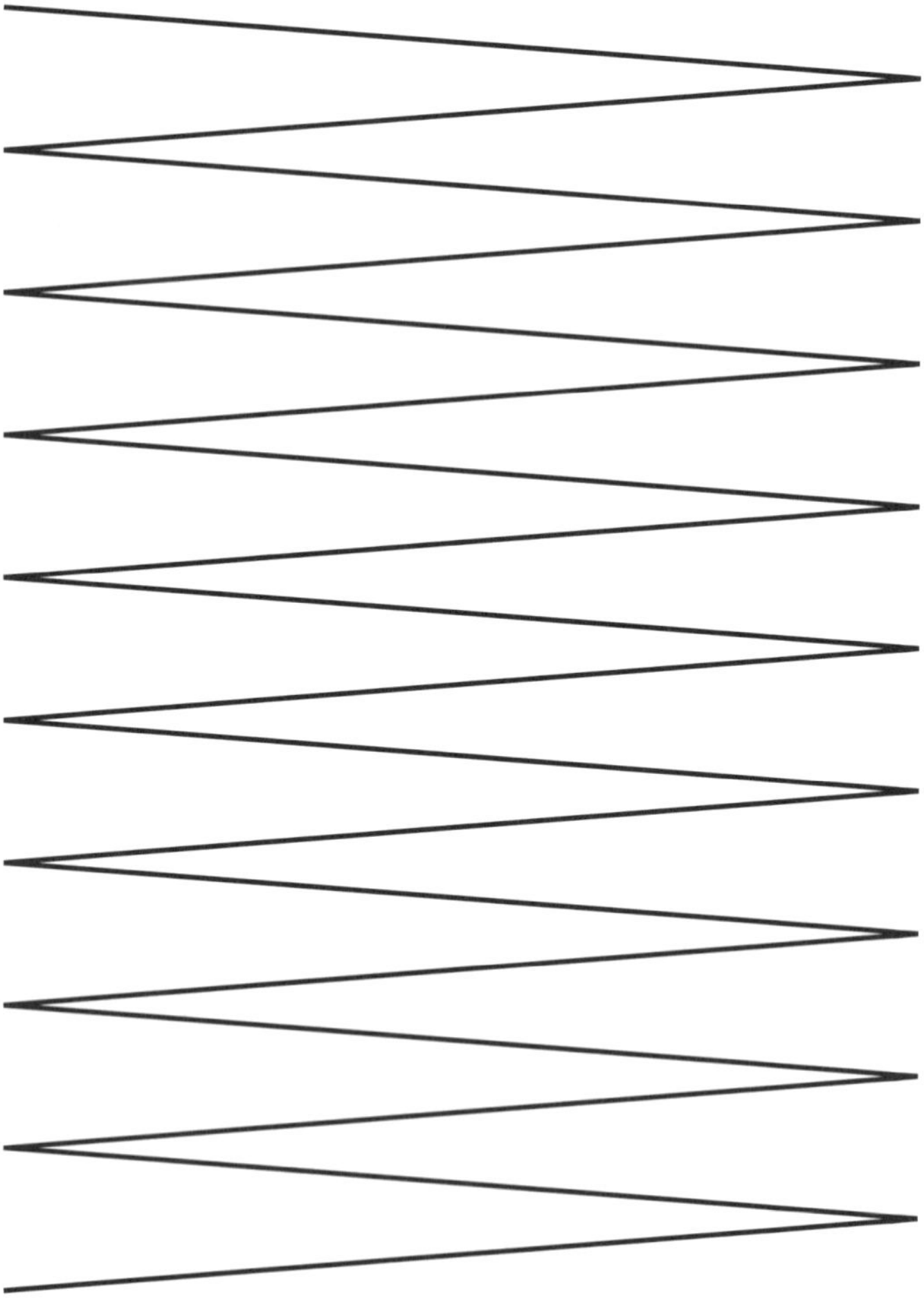

【ギザギザフィットネス】

1．ギザギザにシフティンググラインが書いてあります。それぞれ、本を横にして上から下へ下から上へ、本を元へ戻して左から右へ右から左へピントを合わせたまま視点を移動します。

慣れてきたら、自分でシフティンググラインの幅を縮めて行いましょう。

※脳の命令で素早く目を動かすフィットネスです。脳から目への情報伝達力を養います。

【波乗りフィットネス】

1．波の波形を書いています。それぞれ本を横にして上から下へ下から上へ、本を元へ戻して左から右へ、右から左へ視点を移動してください。波形がだんだん小さくなります。

※曲線は眼筋のコントロール力を必要とします。複雑な漢字や数字を認識するときの目の動かし方をマスターします。

波乗りフィットネス

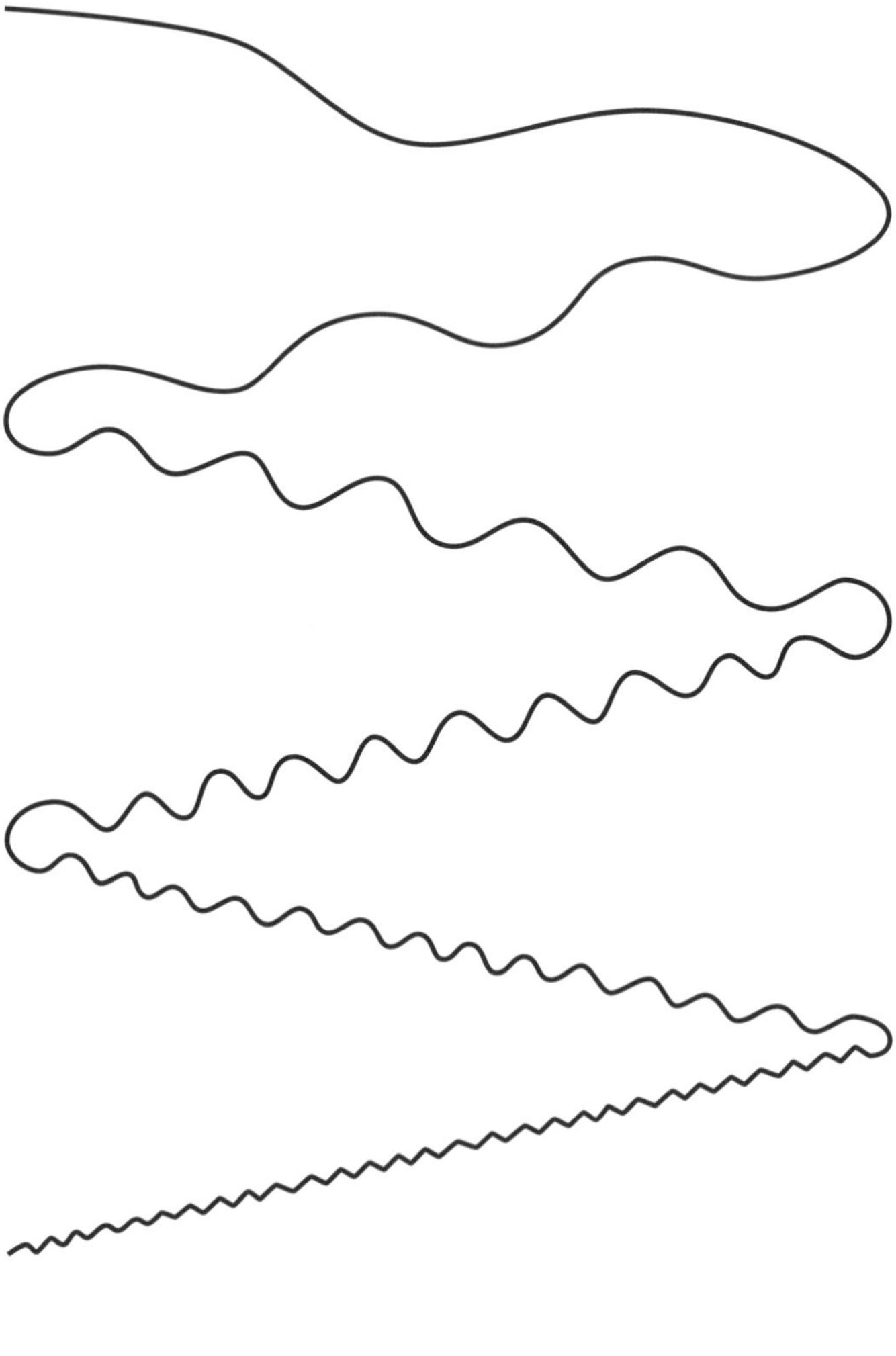

全身を使うことで記憶力を上げる　瞬間視法1．2．3．4

ものはどこで記憶しているかについては海馬という説が有力ですが、全身の細胞のDNAという説もあります。私は、この小さな1400gしかない脳でものを覚えているというより、脳が支店で全身が本店として記憶しているのではないかと思います。

【写真撮りフィットネス】

1．本に載せてある20個の数字を1秒見ます。そのあと、覚えている数字を書き出します。

いくつできたでしょうか。

そのあと、目を閉じてもう少し記憶をたどって思い出します。

※ものを一瞬見て記憶するときには覚えようとしてはダメです。カメラのシャッターを切るように、脳と全身に焼き付けるようにします。

その映像は記憶として残り、想像力で記憶再現されます。

一瞬でものを見るスピードフィットネスです。

写真撮りフィットネス1

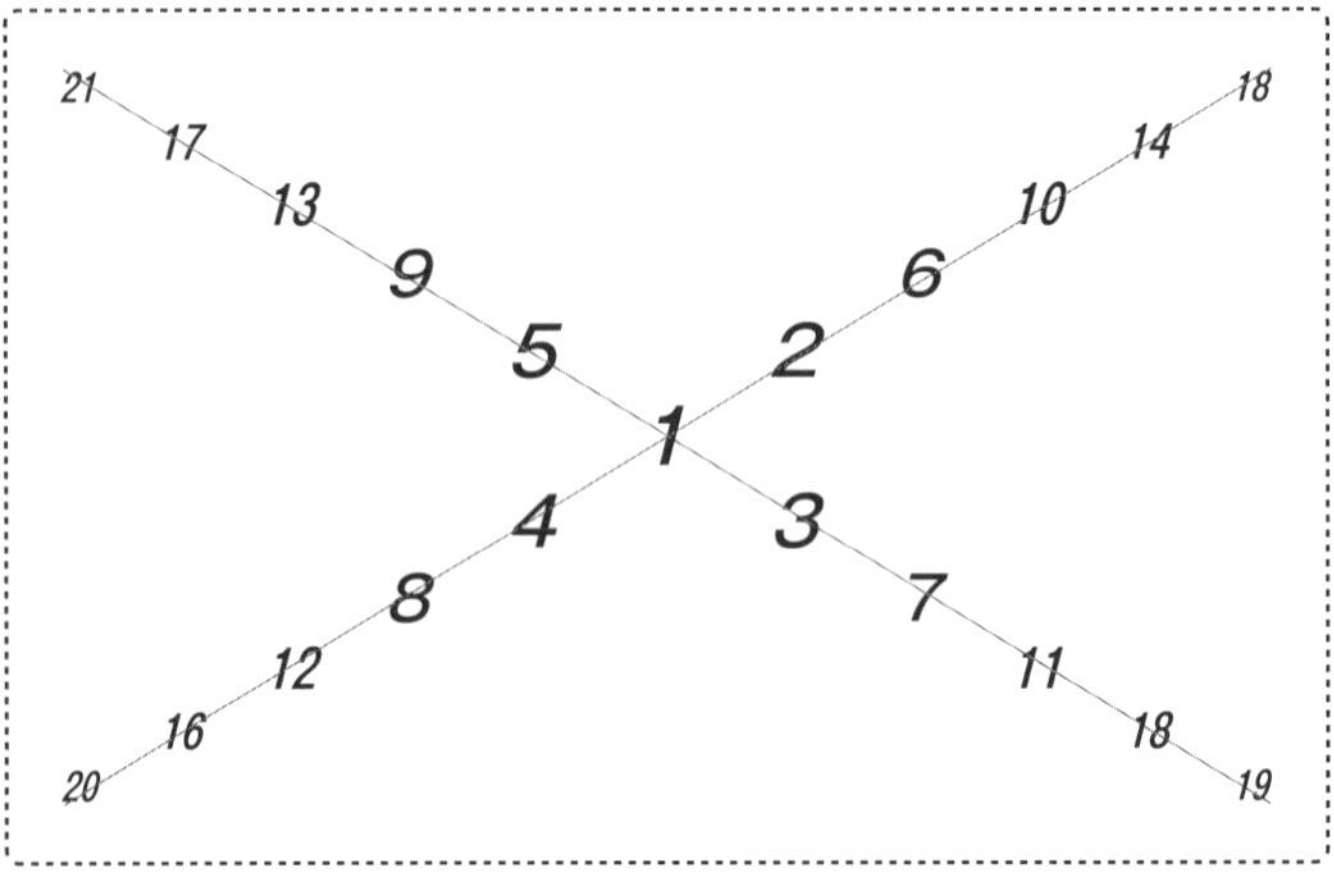

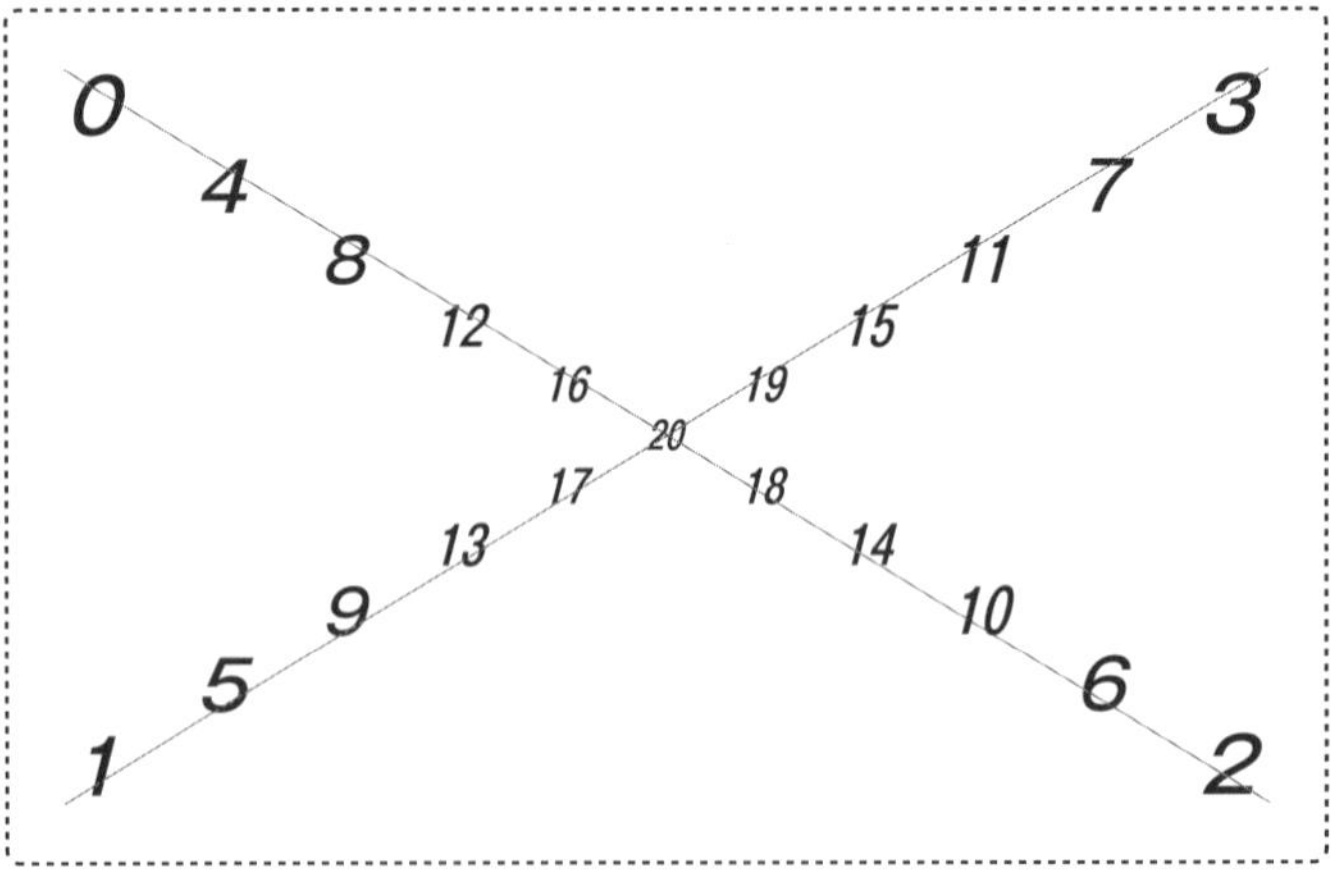

2．本にバラバラに載せてある4文字熟語を1秒見ます。
そのあと、できる限り4文字熟語を書き出します。

※一瞬で見た「瞬間記憶」と、脳にある「長期記憶」とをすり合わせる「記憶確認」です。

眼筋の力で記憶の容量が変わります。スピーディーに見れば見るほど記憶容量は増えます。

3．5つの写真が縦と横に配置されています。上から下に、左から右に1秒でスピーディーに見て目を閉じます。次に、目を開けて素早くストーリーを考え書き留めます。

※読んだものを素早く記憶し、それをイメージ化し積み重ねていきます。読書はこの繰り返しです。この作業ができるようになると、直近に読んだものを積み重ね、長いストーリーが頭に入ります。

写真撮りフィットネス2

一　有
無
大　起　異
名
発
念　小　同　実

同　新　異　医
源
好
温
同
音　食
口　知

答えは 104 ページ

写真撮りフィットネス3

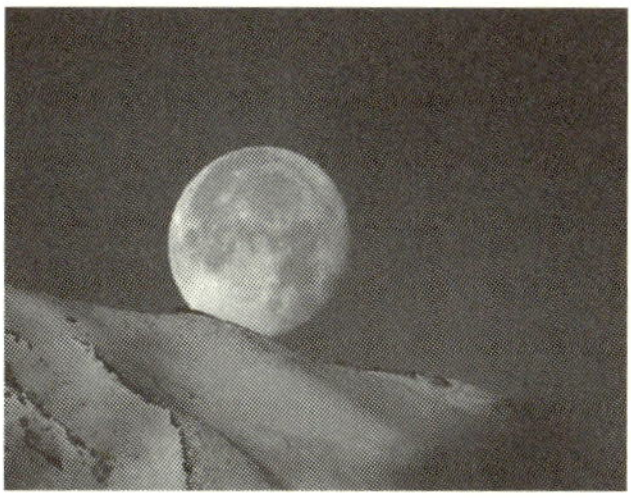

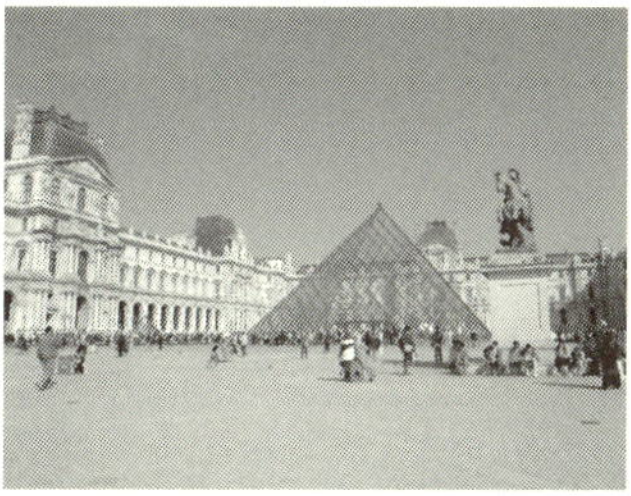

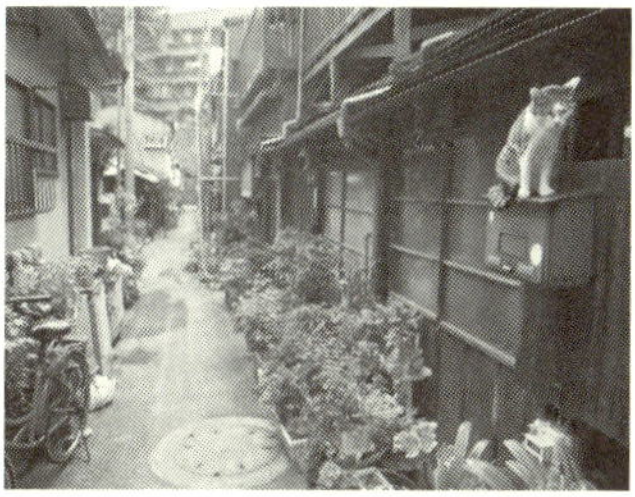

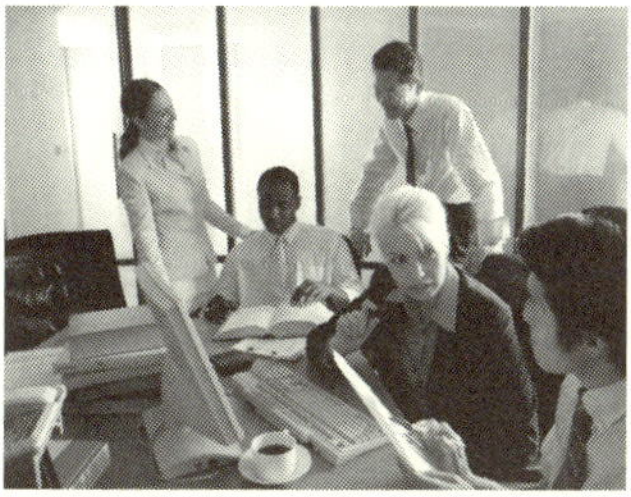

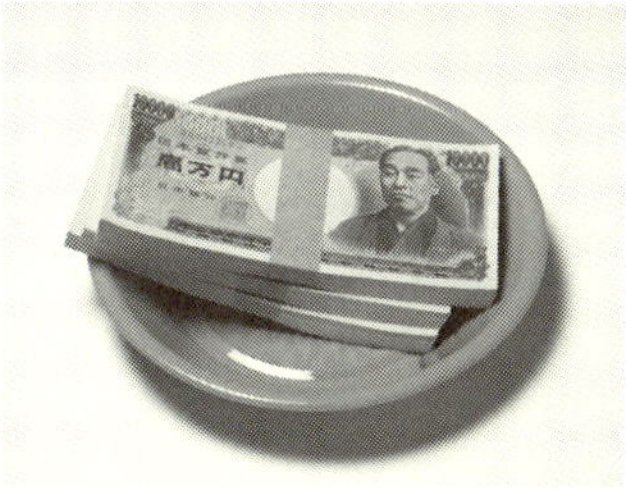

なるべく広い範囲から情報を仕入れる　視野拡大法1．2．3．4

視力が悪く眼筋力がなく目が動かないと、視野が狭くなり情報が目に入りません。昔から、「近視の人は視野が狭い」と言われるのは、情報を仕入れられないからです。眼筋をストレッチさせて広い範囲が見えるようにしましょう。

【ワイドスクリーン・フィットネス】

1．自分の目の前にワイドスクリーンのテレビがあると想像してください。上下・左右のエッジを思い切り上下にスピーディーに視点移動し、内直筋と外直筋をストレッチします。同じことを左右のエッジでも行います。

初めはあまり使っていない範囲ですから、しこりを感じたり動きづらいですが、徐々にスピードがアップします。

※視野が狭いと、光が入る量が少ないので暗く感じます。視野が広がると視界が明るくなり眼筋の追跡能力が高まります。

2．目の前に「米」の字を想像し、4方向の視点移動をします。目が回らない範囲

102ページの答え：（上）有名無実、大同小異、一念発起
（下）医食同源、異口同音、温故知新

ワイドスクリーン・フィットネス

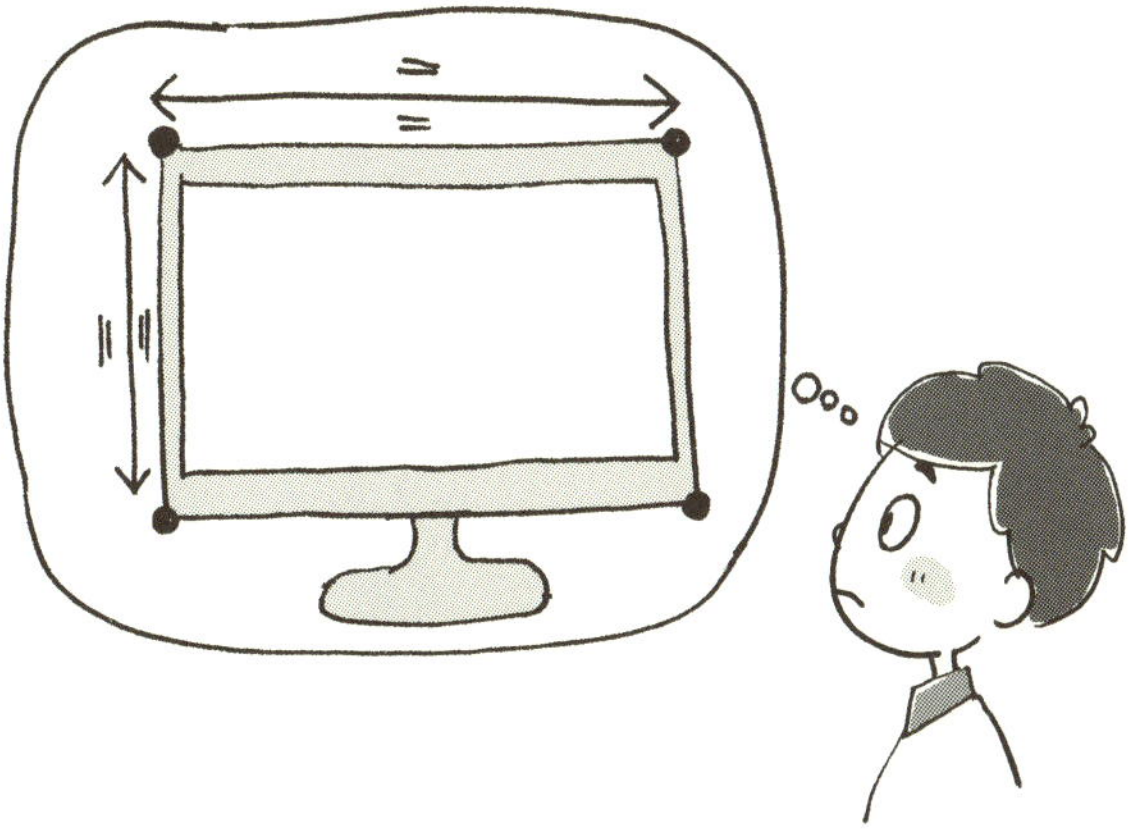

ワイドテレビをイメージして、上下のエッジ（端）を
ハイスピードで視点移動し、なぞる

効果　視野を広げ、広い範囲から情報を仕入れる

「米」の字

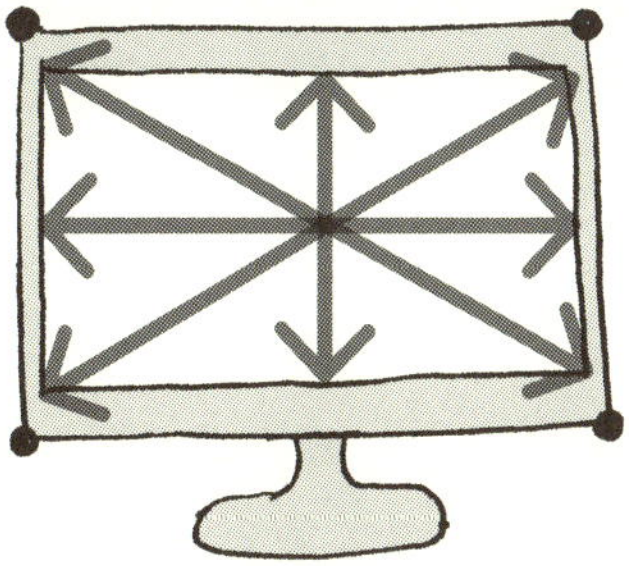

4方向に視点移動

効果　文字を目で〝追跡する力〟を向上させる

でフルスピードで行ってください。驚くほどのスピードが出てきます。目のスピードアップはやればやるほど結果が出ます。今までいかにスピーディーに使っていなかったかがわかります。

※単純な目の動きはフィットネス効果が確認しやすいのです。進歩が実感できます。

ピントを維持して見続けられるフィットネス　焦点維持スピード法

【カレンダーフィットネス】

1. カレンダーの1文字を見ます。焦点を合わせたままで、そのままスピーディーに体を前後左右・遠近させたり、首を回したりします。どんな状態になってもピントを合わせ続けます。

※どのようなスピード状態でも、ピントがずれることなく維持できるボディーバランスを身につけます。また、水晶体の〝全体〟を使うことによって、水晶体の弾力性を高めます。

2. カレンダーを使い、目を素早くジャンプさせ、2・3・4・5・6の倍数を追いかけます。逆も行ってみましょう。

※目をジャンプさせる力をつけ、その到達点にもピントを合わせる力を養います。

バランス状態でスピーディーに目を動かす　両目のバランススピード法

【目のがまん比べフィットネス】

1．目を寄せたまま上下にスピーディーに視点移動する

※寄せ目の難易度を上げることによって、がまん力を養成し、本をラクラク読み終えることができるようになります。

カレンダーフィットネス

①

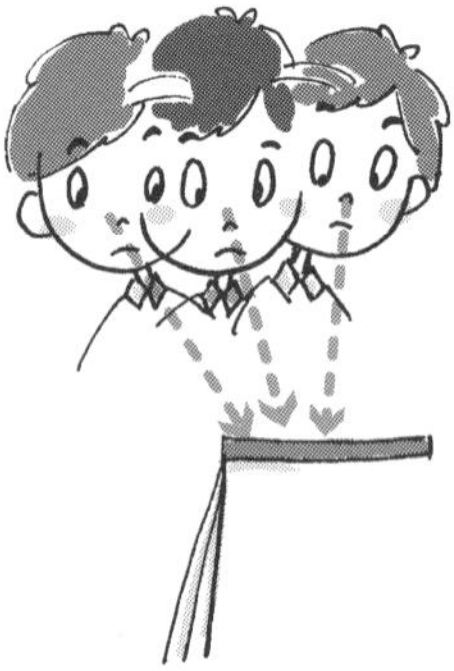

カレンダーを見ながら首や体を
動かしピントを合わせ続ける

②

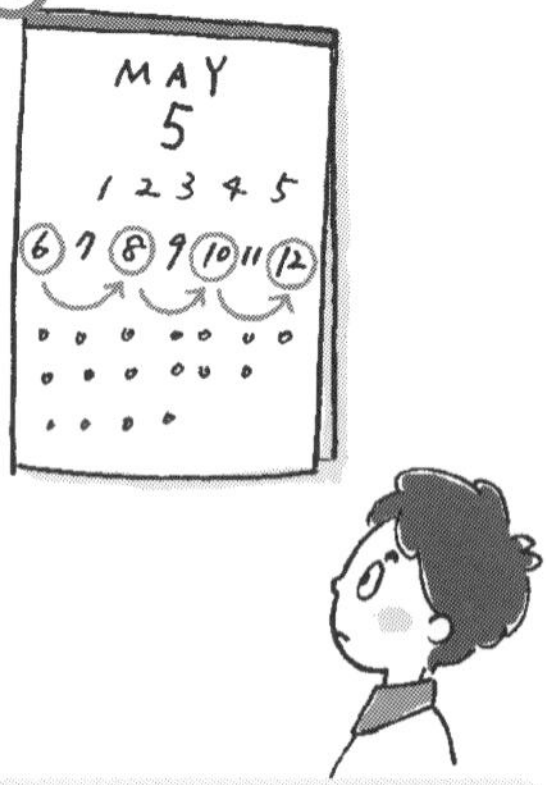

2、3、4の倍数など、一定の数を
〝ジャンプ〟して追いかける

目のがまん比べフィットネス

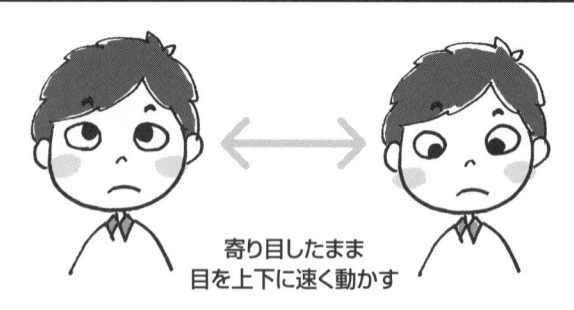

寄り目したまま
目を上下に速く動かす

効果 近くを見続けても、疲れないガマン力を養う

レオナルド・ダ・ビンチの逆さ文字フィットネス

人は毎日同じことを繰り返していると脳がダレてきます。ときどき旅に出たりいい音楽を聞いたりいたりすると、感動して脳がシャキッとします。

本を読むことやパソコンを見ることも、本来、旅と同じで未知との遭遇です。なんら、違いはありません。

眼筋のフィットネスで、同じことを紙面上で行ってみましょう。

聞くところによると、あのレオナルド・ダ・ビンチも同じことをやっていたようです。

脳が混乱して次に秩序立てる時、脳の切り替えスイッチが入りリフレッシュするようです。目の筋肉フィットネスで脳をリフレッシュします。

【逆さフィットネス1】

1. 本もパソコンも白地に黒字が基本です。これを反対にして文字を読んでくださ い。読んでも驚くほど目が楽になります。

不可能を可能にする前頭葉力
自らの力で成功を勝ち取れ

誰もがみんな成功を願っているのに、なぜ、こんなに成功する人が少ないのでしょうか。

それは、脳の使い方が間違っているからです。特に、前頭葉が使えていないのです。

前頭葉は脳のスクリーンです。

1. 五感（見る・聞く・触れる・嗅ぐ・味わう）でキャッチした情報
2. 側頭葉で考えたこと（意識的に考えたこと）
3. 潜在意識からの情報（過去の記憶・情報）

がすべて映像され全身に伝達されます。

したがって、①②③がすべて同じ方向を向いて考える事ができれば、思い通りに成功したり夢を実現できます。前頭葉力が成功のカギを握っているのです。

人生、ピンチこそチャンスです。

ところが、一般にはピンチは大変な事で、何とか乗り越えるためには多大な努力を要します。そして、〝討ち死に〟するケースも多いのです。物事に取り組む時「ピンチこそチャンス」だという考え方に切り替える必要があります。

先日も、うつで14年間悩まれ、いろいろな方法を試され、薬も服用されている方の相談を受けました。まさに、踏んだり蹴ったりの人生です。

ところが講座が終了した後、目つきが変わっていたので、「悩みは消えましたか?」と聞きましたら、「悩みがなくなり希望が湧いてきました。来年の二月から、健康関係の仕事をします」と力強く答えてくれました。一日でうつが治ってしまったのです。

何しろ、14年間もうつを患っていたのですから、うつのプロになっているのです。「なれるものならうつになってみろ!」くらいの気持ちで人にアドバイスできます。

これは健康面のみでなく、仕事でも人間関係でも一緒です。前頭葉力が脳のエンジンです。脳をフル回転させて人生の成功を勝ち取りましょう。

前頭葉力で人生力急上昇

集中力塾で脳の使い方をお教えしますが、いちばん鍵となるのは前頭葉力です。

前頭葉は脳の中の脳と言われ、考える力を司ります。考えたことを前頭葉に想像させ、その指令が全身に伝わります。したがって、上手く考え、上手く前頭葉に映像させれば、思った通りの結果が得られるのです。一番になろうと思えば一番になれますし、お金持ちになろうと思えばお金持ちにもなれます。病気を治そうと思えば治せるのです。先日も、新型インフルエンザで39・5度ある学生が、「熱が下がる下がる」と思うと、次の日に熱が37・2度、次の日は36・4度になりました。自分で熱を2度下げたわけです。

背を伸ばそうと思えば、背も伸びていきます。一瞬にして2・5センチ伸びたお子さんもいらっしゃいます。

前頭葉は1000分の1秒で、全身に情報を伝えます。したがって、上手に考え、上手に前頭葉に映像させれば短時間で思い通りの結果が出てくるのです。

前頭葉の映像の仕方

前頭葉はテレビのようなものだと思ってください。目を閉じて頭の中にテレビを想像し、そこに焼き付けるように映像してください。そしたら、その想像したものを打ち消さないことです。自分の思い通りの結果が出ないほとんどの人は、その映像を自分で打ち消しています。一番よくないことはポジティブなイメージに対する「そんなはずはない」「そんなことはない」などの否定的な考え方です。「熱が下がるかなぁ」「下がらなければどうしよう」などといった考えを自分で打ち消してください。考え方が統一され、前頭葉に映像されたものが維持され続けます。そうするといとも簡単に熱も下げることができるのです。

人生の成功の鍵は前頭葉が握っています。仕事面でも、「成功する」と自分の成功した姿を映像したら、自ら映像を打ち消さないことです。これにより、仕事は上手く進みますし、家庭生活も上手く運営できます。前頭葉力をもう一度考えてみてください。

逆さフィットネス2（左右反転）

ものを見るということは、実は目と脳のフィードバックコントロールによって起こります。目から入った光が脳にいくと同時に、脳からも指令が出ているのです。この、脳から目に指令が行くプロセスは今の科学では抜け落ちているのです。

一昔前に、シンクロエナジャイザーという機械がブームになりました。ゴーグルを目にかけて光を高速度で点滅させる機械です。脳波がα波になるので一時もてはやされたものです。しかし、その機械をつかう人は今やだれもいません。これはα波が出る理由が脳の機能停止だったからです。目から光を過剰に浴びますと、最初、脳は適応しようとして頑張りますが、そのうちあまりの情報の多さに脳が〝Let it be〟の状態になるのです。「いい加減にしてくれ、もう目から光を脳が受け入れないよ」と言うサインだったのです。

脳の機能低下が起こりますと、目の機能低下が起こります。顕著に視力低下が起こってくるのです。脳から「見える」と言う指令が伝わらなくなるのです。前にも述べましたが、子供の視力低下が男の子の場合、テレビ、ファミコン、マンガ、DS、及び女の子の視力低下が過度の読書です。これからはいずれも過剰な情報を脳にあめあられのごとく降り注ぐのですから、脳は自然に機能停止しているのです。子供の視力低下を脳が握っているということなのです。

逆さフィットネス3（上下反転）

どんなに高価で高性能なコンピュータでも肝心のディスプレイ画面が駄目であれば成り立ちません。又、目のレンズに汚れがたまったのでは見ようにも見えません。前者が黄斑変性症であり、後者が緑内障です。

ルテインが黄斑変性症の発現率を低くするという研究論文では、1日6mgのルテイン摂取で、黄斑変性症の危険率を43%も軽減できることが分かりました。

ルテインとゼアキサンチンを複合摂取したら、白内障形成も軽減したというのです。しかし、ここで注意してほしいのは、目の循環障害（近視老眼は血管がもろくなり消失し、血流が悪くなっていること）を放置したままルテインを摂取しても、思ったとおりの実感は得られないということです。ワイルドブルーベリーを飲みながらルテインを飲むことです。ルテインの単独使用はお勧めできません。

最近では、パソコン・テレビ・テレビゲーム・蛍光灯などが発する人工光の有害な青色光を吸収してくれることも言われています。

ルテインはブルーベリーのサプリメントとの併用で力を発揮するのです。

速読に役立つ呼吸法

昔から、息が合うことを阿吽《あうん》の呼吸と言います。また、生まれて死ぬまでを阿吽の境と言います。呼吸を重要視していたことが明確に分かります。

物を見る時にはたくさんのエネルギーが必要です。したがって、血液によって補給された栄養を燃やす酸素も同時に必要です。

しかし、一般の人の呼吸は、肺の半分くらいしか使っていないと言われていますので、もっと酸素を取り込む必要があります。

その他、呼吸は自律神経の働きと密接に関連していますので、自律神経を安定するにも呼吸法は役に立ちます。息を吸うときには交感神経が活発に働き、息を吐くときには副交感神経が活発に働きます。吸った息の2倍かけて息を吐くと気持ちが落ち着きます。

速読に役立つ腹式呼吸

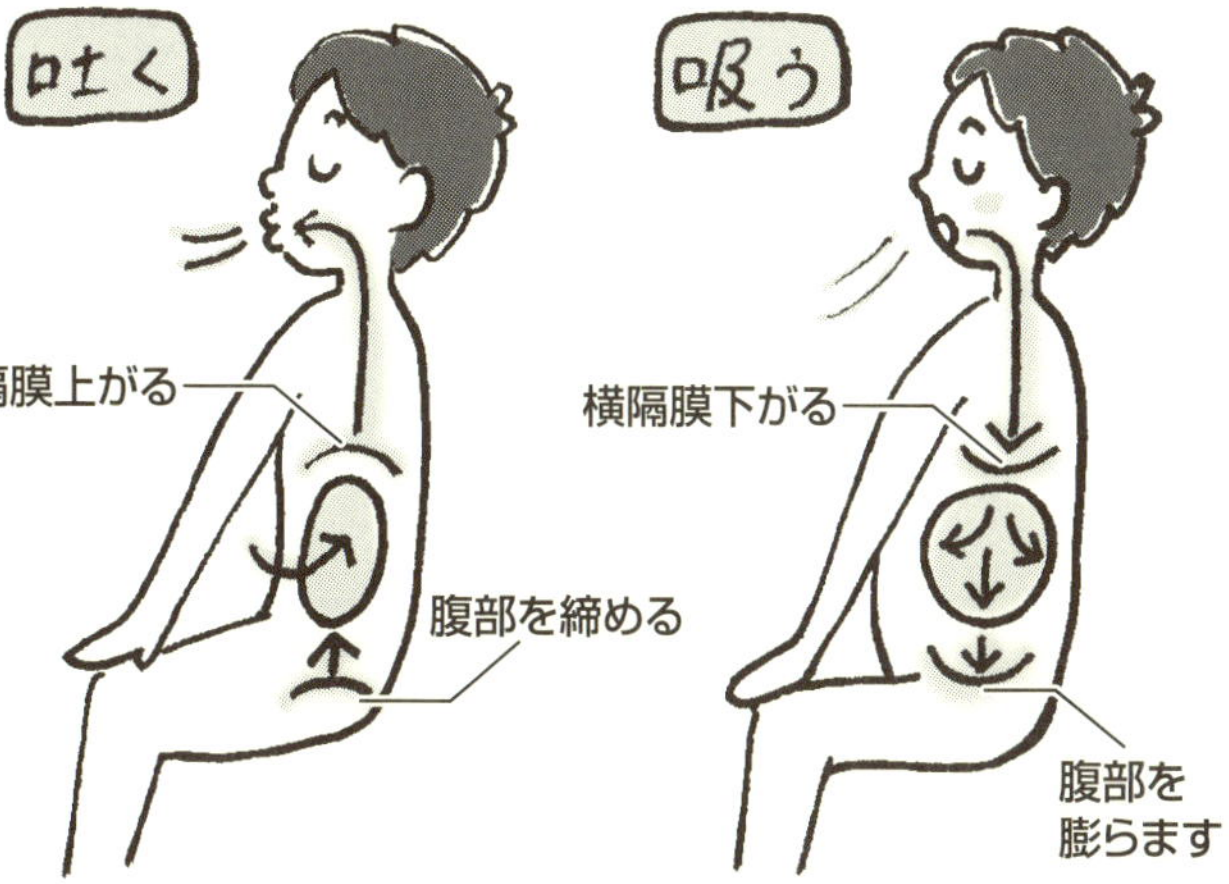
吐く
横隔膜上がる
腹部を締める
吸う
横隔膜下がる
腹部を
膨らます

【腹式呼吸】

イスに浅く腰かけ、両手のひらを上にして軽く両足の上にのせます。軽く目を閉じます。鼻から2～3秒かけて息を吸い、横隔膜を引き下げるようにしてお腹を膨らませます。次に、吸った息の2倍以上の時間をかけて鼻から息をゆっくり吐きます。慣れたら、息を吸うときには大宇宙のエネルギーも一緒に吸い込み、息を吐くときには心の汚れを吐ききるようにします。

酸素が体中に行きわたり気分まで爽快になります。

第4章

速脳力フィットネス

やる気×集中力で、速読モードに入る

やる気は車でたとえると、エンジンにあたります。エンジンがかからないと車が走らない様に、**やる気がないと何事も成し遂げられません**。速読をマスターするにも、やろうと思うのになかなかとりかかれませんし、やっても長続きしません。

これは、速読に限らず生活全般すべてに言えることです。

やる気を起こさせる集中力を身につけましょう。速読のスイッチを入れます。

集中力が意識と潜在意識の方向を一致させる

勉強でも仕事でも「やろう」と思うのになかなかやる気が起こらず、ダラダラ時間を過ごしてしまうことがあります。

意識では「仕事や勉強をやろう」と思いながら、潜在意識では「休みたいな」と思っているのです。潜在意識は自覚できませんので、休みたいという気持ちは意識でき

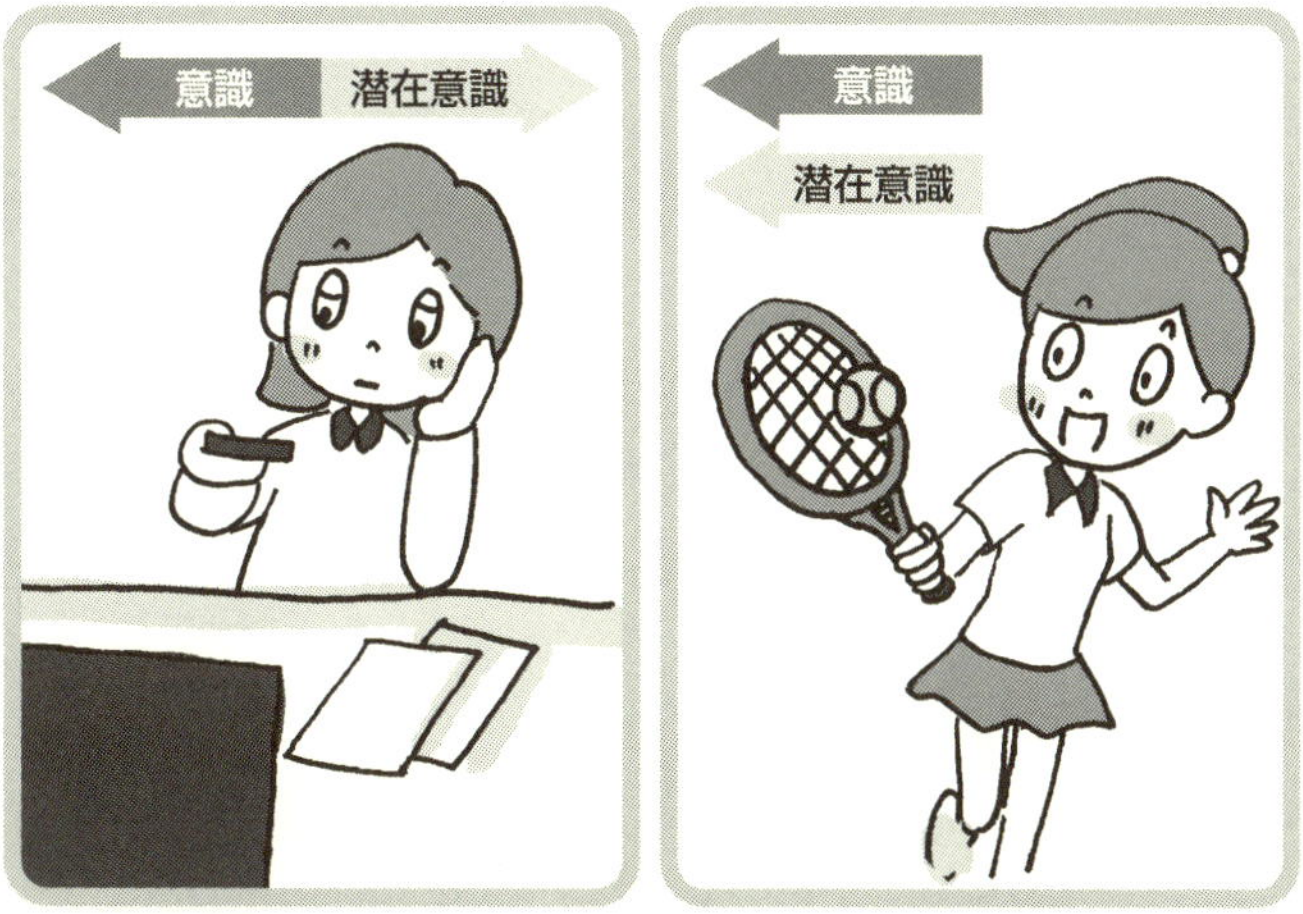

意識と潜在意識を一致させたとき、集中力が生まれる

ません。「やろう」と思ってもできないのは、パワーの強い潜在意識が行動を決定した結果です。

反対に、好きなスポーツや趣味に夢中になっている時、気がついたら、「えっ、もうこんな時間!?　時間を忘れて夢中になっていた！」という経験もあるはずです。

やる気は、意識と潜在意識の方向が一致した時に起きるのです。余計なことは考えずに、一つのことだけに夢中になる状態を意識的に作ればよいのです。苦労することなく疲れずに取り組めます。脳のハンドル操作がきちんとできる集中状態です。

【やる気フィットネス】

意識と潜在意識の方向を一致させます。30㎝位の糸に5円玉をつるした振り子を円の中心に手で支え、タテの線を見ながら「前後に揺れる・前後に揺れる」と思い続けます。余計な事は一切考えないで思い続けて下さい。

すると、どうでしょう。振り子は自然にタテに揺れ出します。

次に、ヨコの線を見ながら「左右に揺れる・左右に揺れる」と思い続けると、本当に、自然にヨコに揺れ出します。

さらに、「回る・回る」と思い続けると振り子は回り始めます。

不思議です。意識して手を動かさなくても、「前後に揺れる」「左右に揺れる」「回る」と思い続けただけで、自然に振り子が揺れ出すのです。

意識と潜在意識の方向が一致した集中状態では、人は考えた通りに体が動くのです。やる気のスイッチが入ります。しかも、リラックスして思い続けるだけですから、ほとんど疲れません。繰り返すことで脳のスピードがグングンアップします。

くつろいだ状態（リラックス）で集中（コンセントレイション）して、想像（イマジネイション）しているのです。やる気が自然に湧いてきます。

やる気フィットネス

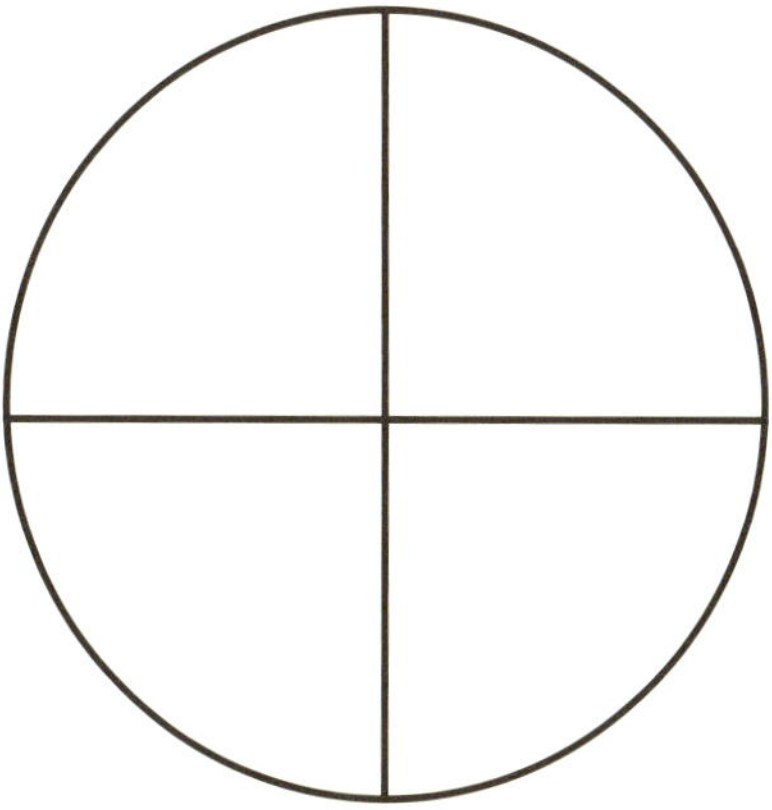

やる気フィットネス

意識と潜在意識を一致させるフィットネス

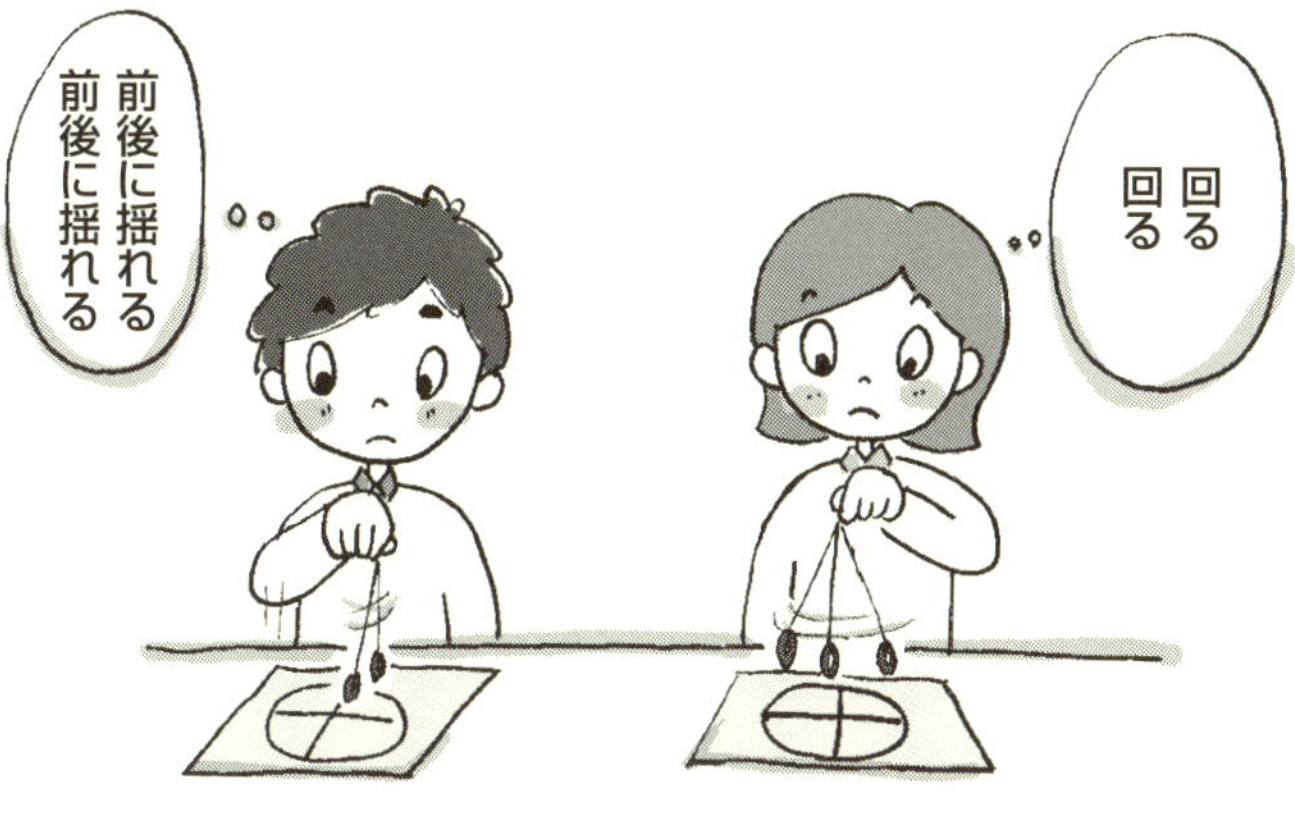

脳のスピードアップは集中力が決め手

また、「め」と「のう」と「こころ」と「からだ」は集中力で一つにつながっている面も見逃せません。

「め」で見て「のう」で考え「こころ（潜在意識）」で感じ、「からだ（速読する〝め〟）」が動くのです。集中力がないと、この一連の流れが滞ってしまいます。

したがって、集中力がないと速読はできません。

目を速く動かせば、集中力が身につき速読できるようになることはありません。方向が反対です。

目をフィットネスし集中力を身につけると、自然に速読できるようになるのです。

速脳のための脳の使い方1　可能思考で脳のスイッチを入れる

脳のスイッチをONにするもう一つ方法があります。

「できる」スイッチです。速読が「できる」と考えてスタートしてください。物事全てできるかできないかです。それ以外ありません。速読できるかできないかです。できそうでできないのは〝できない〟のです。白黒はっきりしています。潜在意識は極めてシンプルです。

速脳のための脳の使い方２　脳は一つしか考えられない

【できる脳フィットネス】

何事も「できる」ということは、考えた事を実行して結果を得ることです。脳で命令して行動しなければ始まりません。脳の使い方を学ぶ必要があるのです。「右に行きながら左に行ってください」と言われたらどうしますか?立ち止まったまま一歩も動けなくなります。脳は一つのことしか考えてはいけないように作られているのです。

思索を巡らせるときは、ああでもないこうでもないと考えますが、いざ行動に移す時は一つしか考えてはいけないのです。

速読についても同じことが言えます。速読で速く読みながら、「本当に速く読めているのだろうか」「人より遅いのではなかろうか」などと考えていたのではどんどんスピードはダウンします。

「速く読めている」「速読できている」だけ考えて速読して下さい。

【単一思考フィットネス】

「食べる時は食べる」「寝る時は寝る」「起きる時は起きる」「勉強するときは勉強する」「仕事するときは仕事する」など、そのことだけを考えて行動します。

自然に脳が思いのままに使えるのですっきりしますし、集中力も強化されます。

速脳のための脳の使い方3　ピンチはチャンス（楽天思考）

人生、良い時もあれば悪い時もあります。良い時は脳がイキイキしても、悪い時に脳が落ち込んでいては、半分しか人生を楽しめません。「ピンチはチャンス」だと考え、脳を常にイキイキ状態にしておきましょう。

実際、ピンチの時にこそ大きな飛躍があるものです。落ち込んでいる暇はありません。

速読を学ぶ時も一直線にうまくなるとは限りません。多少のつまずきは誰にもあります。打たれ強い脳を作りましょう。

【楽天フィットネス】

速読を始めてつまずいたとたんに、「チャンス！」と考えます。何が問題か、問題の本質が見えてくるからです。目の使い方か脳の使い方のどこかに問題が潜んでいます。

ピンチだと考えてしまうと、落ち込むだけで何にも解決しません。

はっきりものが見えていた1・0以上の視力は、脳が記憶している。これが、潜在視力です

ものは目ではなく脳が見て脳が記憶しています。したがって、昔はっきり見えた時の記憶が脳には記憶されています。普段は忘れてしまっていますが、脳は死ぬまで記

憶しているのです。

ときどきこの潜在視力を確認し、自分の潜在能力を知る必要があります。**もう一度、視力を取り戻そうと強い気持ちを持つようになります**。集中することで集中力の威力を確認できます。

【潜在視力フィットネス】

本の付録についている視力表を3mの位置に置きます。視力0・5以下の人はメガネやコンタクトを掛けて行います。

「見える！」と集中して考え続けます。次第に、1〜6段階下までなんとなくぼんやりと見えてきます。その時の最高値が、皆さんの過去の視力であることが推測できます。1日に一度は取り組んでください。

効果を感じにくい方は、目をいったん閉じて、「見える！」とつぶやきながら、目を開いてください。それを繰り返します。

いったん閉じることによって、フレッシュな気持ちで見ることができます。目が脳を刺激し、記憶力を復活させます。

視力表（3m用）

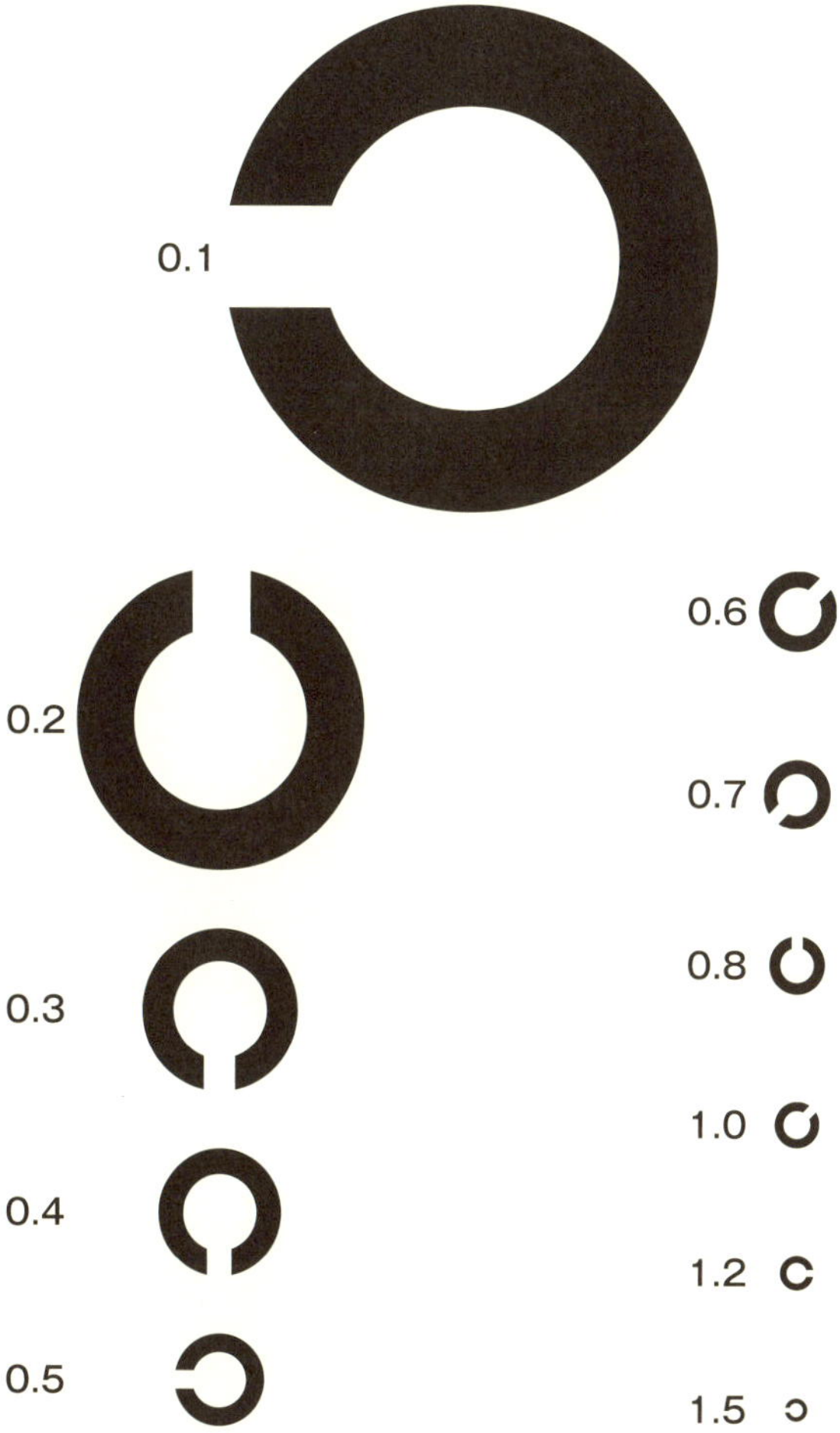
0.1
0.2
0.3
0.4
0.5
0.6
0.7
0.8
1.0
1.2
1.5

集中力が甦ると、ものが大きくハッキリ見える集中力を高める速脳トレーニング

子供の頃、遊びに夢中になり、気が付くと周りが真っ暗になっていたという経験をされた方も多いのではないでしょうか。子供は好きなことに集中する天才です。自然に集中状態に入ります。

大人になると、好きなこと以外は集中することができにくくなります。**自分で自分を集中状態に導く必要があります。**

【大好きフィットネス】

1日に一度短時間で構いませんので好きなことを思いっきりしてください。その心の状態を維持したまま、すぐ、速読に取り組みます。そして、速読に飽きてきたら、もう一度好きなことに取り組み、集中状態が甦ったら、また、速読します。

黒丸フィットネス

【黒丸フィットネス】

大好きなことがない人のために、次のフィットネスを用意しました。

上の図の黒丸を30㎝の所にセットしじっと見つめます。見ているうちに黒丸に変化が生じます。「周りが白く輝いて見える」「黒丸が濃く見えてくる」「黒丸が大きく見えてくる」など多様な変化が生じます。

この状態が集中状態です。

この気持ちで、速読してください。

速読に飽きてきたら、もう一度黒丸フィットネスに取り組み、集中状態が甦ったら、また、速読します。

記憶力が甦ると、上がった視力が固定し、速読のスピードがアップする。記憶力を高める速脳トレーニング

「記憶する」とは、イメージの残像を脳に残すことです。記憶は言葉で記憶されません。全て、イメージで残像します。

速読でも、言葉をイメージ化し脳に残像します。

【色の残像フィットネス】

本の口絵の赤丸と緑丸を出します。（緑丸を隠して）赤丸を30秒見ます。その後、白い壁や白紙を見てください。緑色の残像がボッーと浮かびます。同様に、緑丸ですと赤の残像がボッーと見えます。脳では色が補色関係で残像されるようです。

その残像ができるだけ長く残るようにフィットネスします。残像機能（＝記憶機能）の長期化を促します。

想像力が甦ると、視力がグングン上がる想像力を高める速脳トレーニング

想像力は好奇心が源泉です。好奇心を失うと想像しようにも想像できなくなります。一般的には年を取ると好奇心が失せていきます。常に、新しいものに挑戦しないと好奇心が失せ想像力が枯渇します。

【1日1新フィットネス】

1日に1つ新しいことをします。

（例）通勤の駅を1つ前で降り歩いてみる。新しい店や人・雰囲気を見ることで今までと違う発見があります。そこで、「どうして？」という疑問が湧き、その理由を想像します。

新しい食べ物に挑戦したり、洋服の好みを変えたり……。やるべきことはたくさんあります。実行するたびに、想像力の嵐がやってくることを実感するはずです。

裸眼でも〝見える〟ようになるアイテム

常識をぶち破ると、そこには拡がった脳の視野が体験できます。気持ちもおおらかになります。

目の悪い方は、メガネやコンタクトをするとどんどん近視が進み、度数を悪化させた記憶があるはずです。「メガネやコンタクトはどんどん度が進み近視は治らないものだ」という常識が自然にできあがっていませんか？

実は、この常識はウソなのです。

視力は回復しますし、メガネやコンタクトの度数も軽くできます。

また、ラクラク速読ができるメガネもあります（ただし、これは直接指導のみでできるので、この本の読者には付録にサービス券を付けています）。

この本では、付録のアイバランスで体験・実感して下さい。

【アイバランス・フィットネス】

誰もが、もう一度、裸眼で見える感動を味わう方法があります。

しかも、ほとんど疲れないで見えるのです。

それが、付録の「アイバランス」を使う方法です。それだけで、今まで味わったことのない快感を味わうことができます。

速読する時にはもってこいです。一直線に穴があいているところがミソです。

明るい環境の中で行います。最初は、穴が小さくて光の量が少なく暗く感じられますが、慣れてくると目と脳の疲れが軽くなり、長時間本を読んだりパソコンを見ても疲れないことを実感されるはずです。

これは、ピンホール原理に基づいて考えた方法で、光が穴を直進して進み、網膜に直接あたるのでハッキリ見えるのです。

もちろん裸眼ですので、メガネやコンタクトは要りません。

毛様体筋をほとんど使っていません。速読の大敵である、レンズストレスや目の疲れからも解放されます。

使用法は、目にかけるだけ。それだけです。
ヒモやゴムがないときは、輪ゴムでも代用できます。
アイバランスの効果は、

1. 脳のハッキリ見えた記憶を再現し、見る意欲を高める（裸眼で見える感動を脳に呼び起こし、昔ハッキリ見えた記憶を呼び起こします。見る意欲も取り戻します）。

2. 左右の目と脳のバランスを回復する（左右の視力に差のある方は、片目で見る癖があります。アイバランスは、左右の視力差を縮め、目のバランスを回復し、ひいては脳のバランスをも回復します）。

3. 姿勢を正し中心明視を回復する（姿勢が悪いと一直線の穴は見えません。どうしても、姿勢を正すことになります。また、姿勢が正されると、光が黄斑部の中心窩にあたりハッキリ見えるようになるのです）。

アイバランスなら、裸眼でも〝見える〟

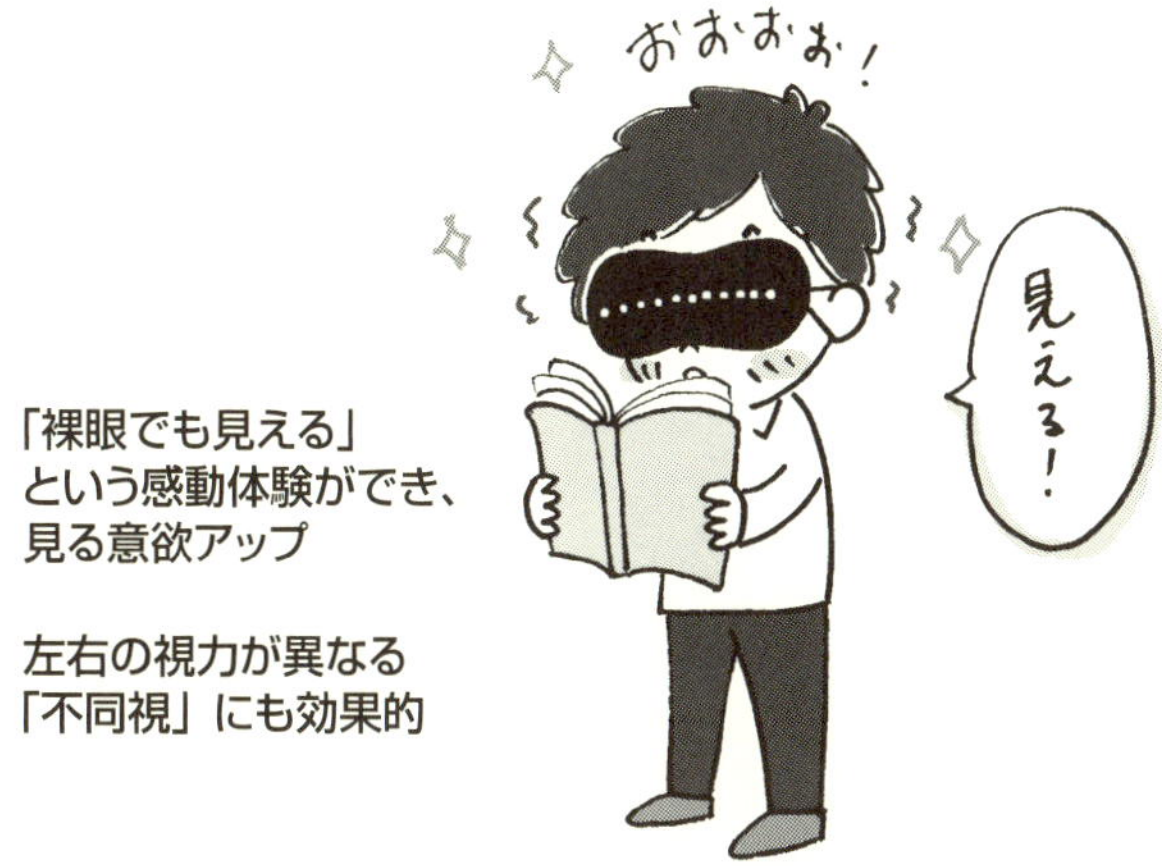
おおおお！
見える！
「裸眼でも見える」
という感動体験ができ、
見る意欲アップ
左右の視力が異なる
「不同視」にも効果的

4. 光の栄養を全部網膜に供給する（光は網膜の栄養です。メガネやコンタクトでものを見ると、光の一部は反射されて目に入りません。光の波長を全部網膜に届け、網膜に栄養補給すると同時に、網膜の解像力をも高めます）。

5. 目と脳がほとんど疲れない（光が勝手に網膜にあたるので、網様体筋を使わないため目が疲れません。脳も裸眼で物が見えるので楽なのです）。

アイバランスを上手に使い、速読時の

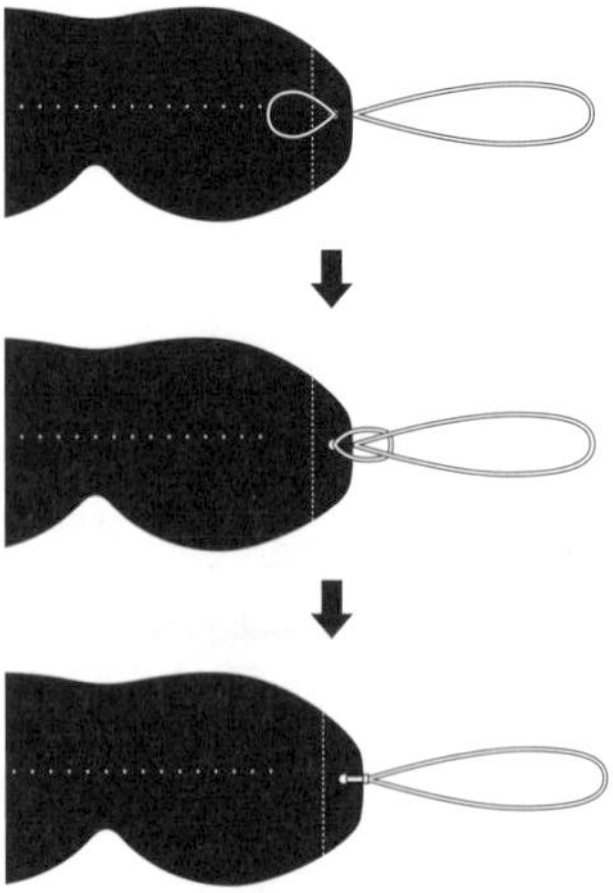

ヒモやゴムがないときは、輪ゴムでも代用できます。

目と脳のスピードアップを図りましょう（付録のアイバランスが壊れて使用できなくなった方は、より本格的なものを株式会社ブルーベリーにて1割引きで購入できます。フリーダイヤル0120－3636－20）。

第5章

速読フィットネス

イメージ力を強化する記憶フィットネス

現代人は、視覚情報過多社会と高齢化社会で、目と脳と心と体がカチカチになっています。

この章では、目と脳と心と体の柔軟性を高める、速読に直接役立つフィットネスを紹介します。

速読をする場合、単語を言葉として捉えてイメージ化するのでは遅すぎます。**言葉として覚えるプロセスをカットし、直接イメージにして、次々に重ねて混ぜ合わせて記憶します。**いちいち言語化すると手間がかかります。

情景をイメージとして流れる風景を眺めるがごとく見ます。まるで映画を見るようにします。

そのために、イメージ化する力とイメージの柔軟性をフィットネスします。

あいうえおフィットネス

上下左右を反対にして書く

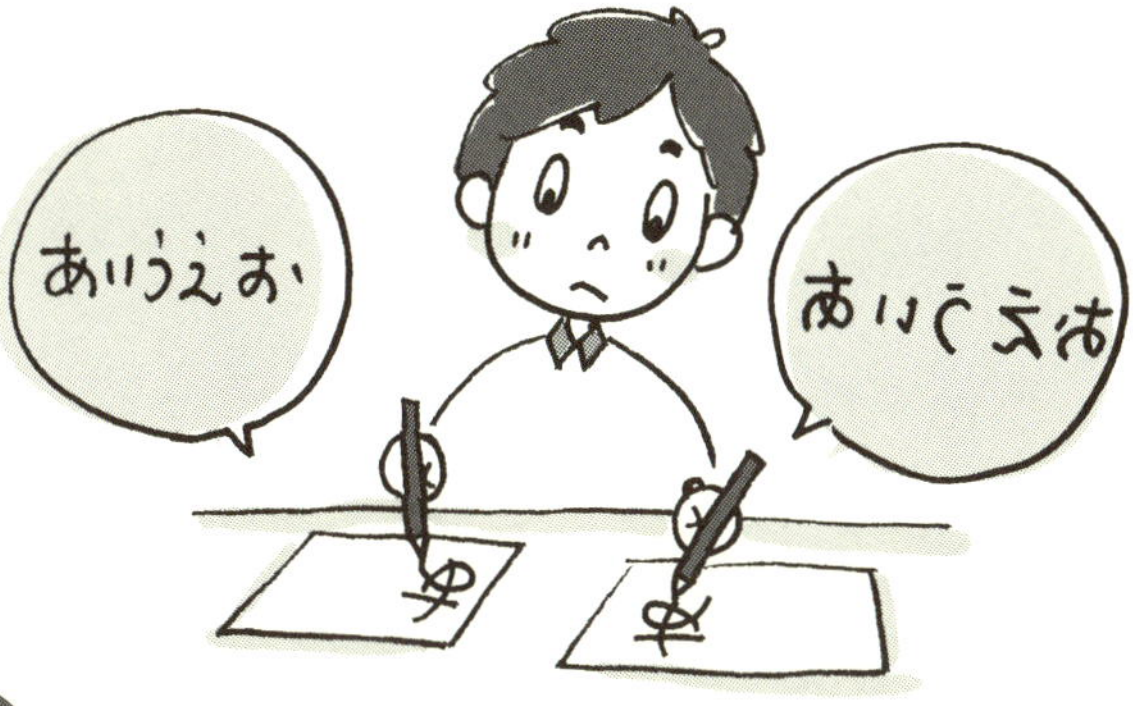

効果　イメージ力がアップして、記憶力が上がる

【あいうえおフィットネス】

1．左右の手にペンを持ち紙を２枚用意します。

2．右手は普通に、左手は反対に「あいうえお」を書きます。左右の手で反対もします。

3．２を逆さにして同じことをします。

4．２を右手の字は大きく、左手の字は小さく描きます。それを３でも行います。

5．カタカナでも行いましょう。

※イメージが柔軟になるとどんな文字（難しい漢字や外国語）にも恐怖感がなくなります。文字や単語で理解するのではなく、直接、イメージで記憶で

しりとり・名詞フィットネス

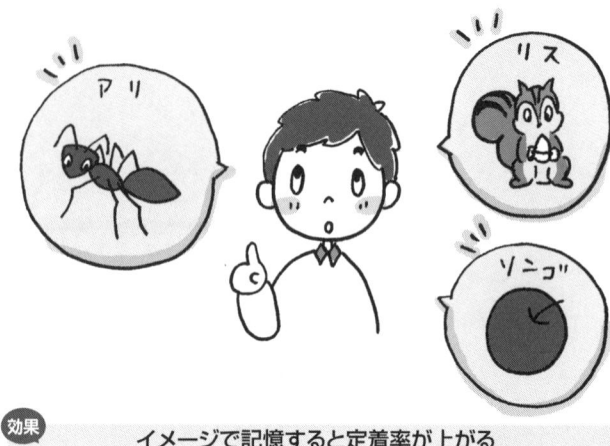

効果　イメージで記憶すると定着率が上がる

きるようになります。

【しりとり・名詞フィットネス】

1．しりとりをスピーディーに行いながら、そのものを瞬間的にイメージします。

例）あり　リス　スリッパ　パリ　リンゴ　ごま　まつ毛　ゲノム……。

2．ランダムにイメージしましょう。

電卓・ローマ・カップ・紙・パソコン・小説・じゅうたん・化粧・時計・金庫・ラクダ・星・川・山・水・冷蔵庫・コーヒー・机・判・靴下・車・道路

3．2を思い出して書き留めます。何

個思い出せたでしょうか。

※イメージで記憶すると、記憶の定着率が断然よくなります。記憶するとは、印象的にイメージし、それを固定化することです。文字や単語を覚え込むことではありません。

【言葉イメージ化フィットネス】

1．「水」をイメージしてください。その時、水に対する気持ちをできるだけ思い浮かべます。

(例) 冷たい・きれい・透き通っている・体の主成分・地球の主成分・なくては死んでしまうもの・水道・ペットボトル・将来の水不足・大雨・水位・ベニスの水没・水害……。

これを書いて眺めます。

2．「火」「お金」「太陽」「米」で同じことをします。

※一つの言葉にはたくさんの思いがイメージとしてくっついています。普段は意識していません。潜在意識のみが知り得ることです。この、潜在意識を浮き上がらせ

言葉イメージ化フィットネス

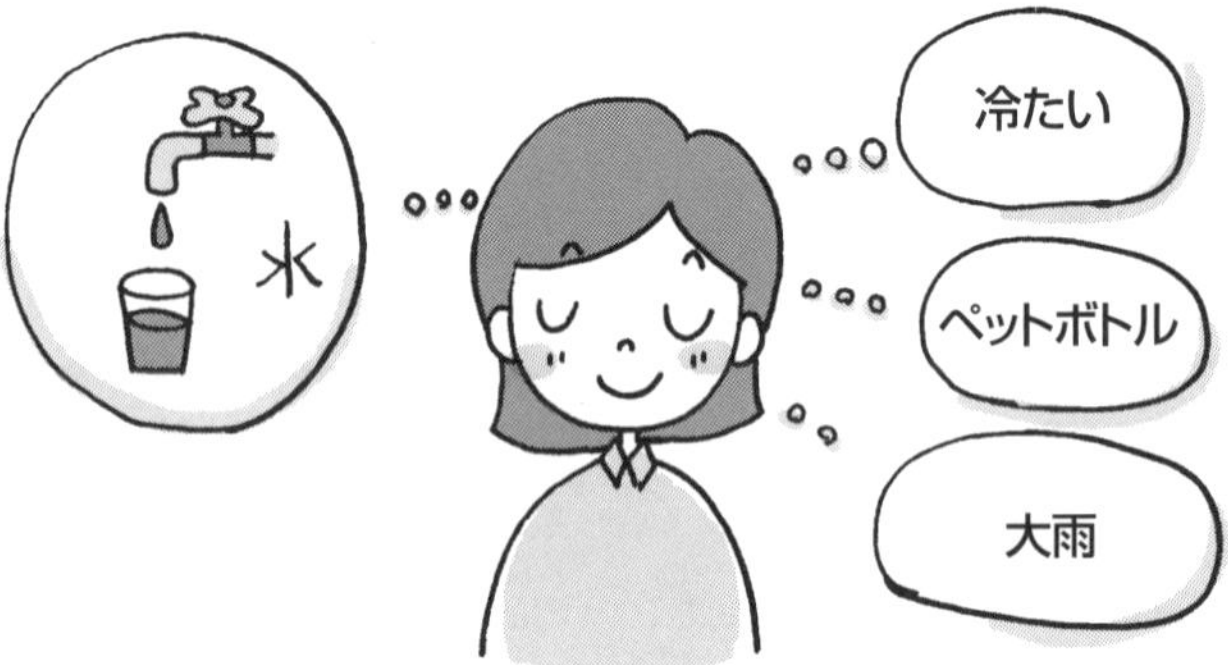

思い浮かんだものを書き留めて眺める

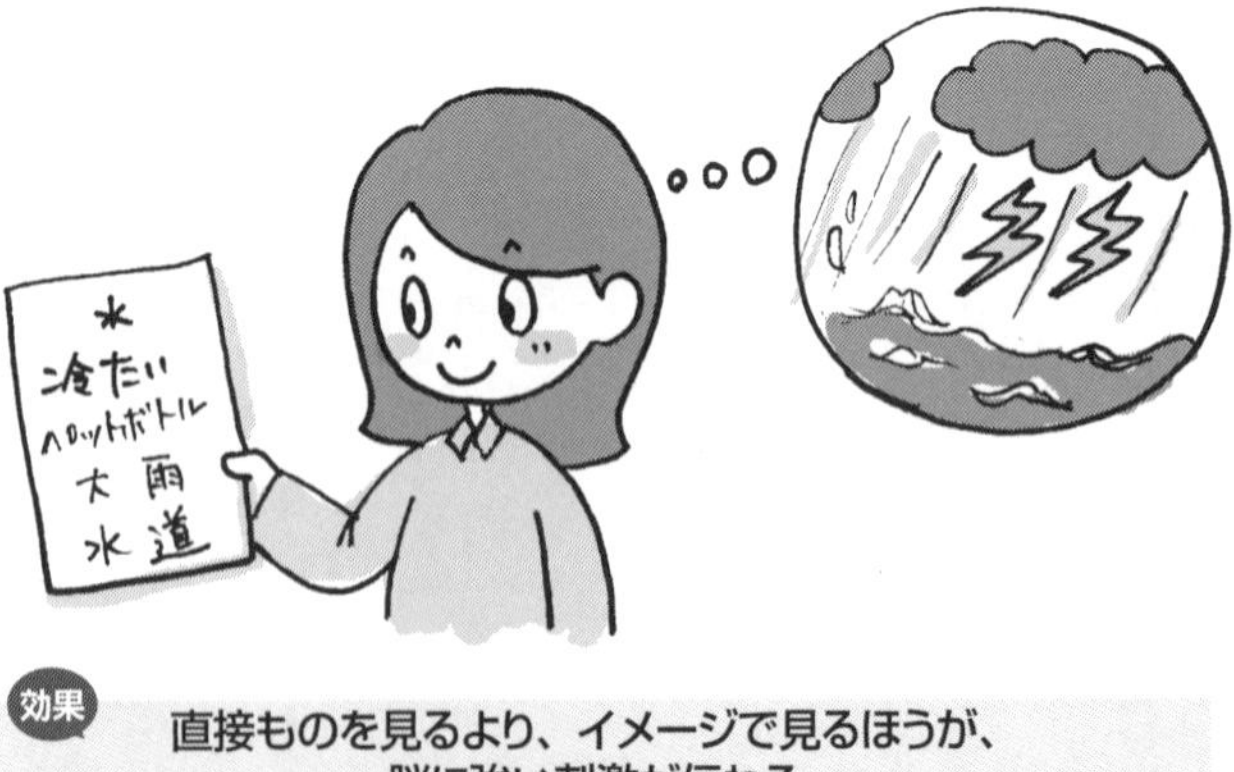

効果　直接ものを見るより、イメージで見るほうが、脳に強い刺激が伝わる

顕在化するフィットネスです。読書の醍醐味は、脳の中でイメージの織り成す絵模様を見ることです。

【イメージ整理フィットネス】

次の文章を読んで地図をイメージして書きましょう。

Ａ子さんは家から郵便局に行きました。

Ａ子さんの家は道路に面しています。家を出て右へ行きしばらく歩くと、信号のある四つ角にぶつかります。まっすぐ行くと公園に行きますし、左に行くと警察があります。

今日は郵便局に行くので、角のコンビニを右に曲がります。右に曲がったら新しい美容院が開店していました。さらに歩くと、左手に八百屋さんがありバナナのたたき売りをしていました。道路を渡りバナナを買って、すぐの道路を左に行くとすぐ郵便局があります。

イメージ整理フィットネス

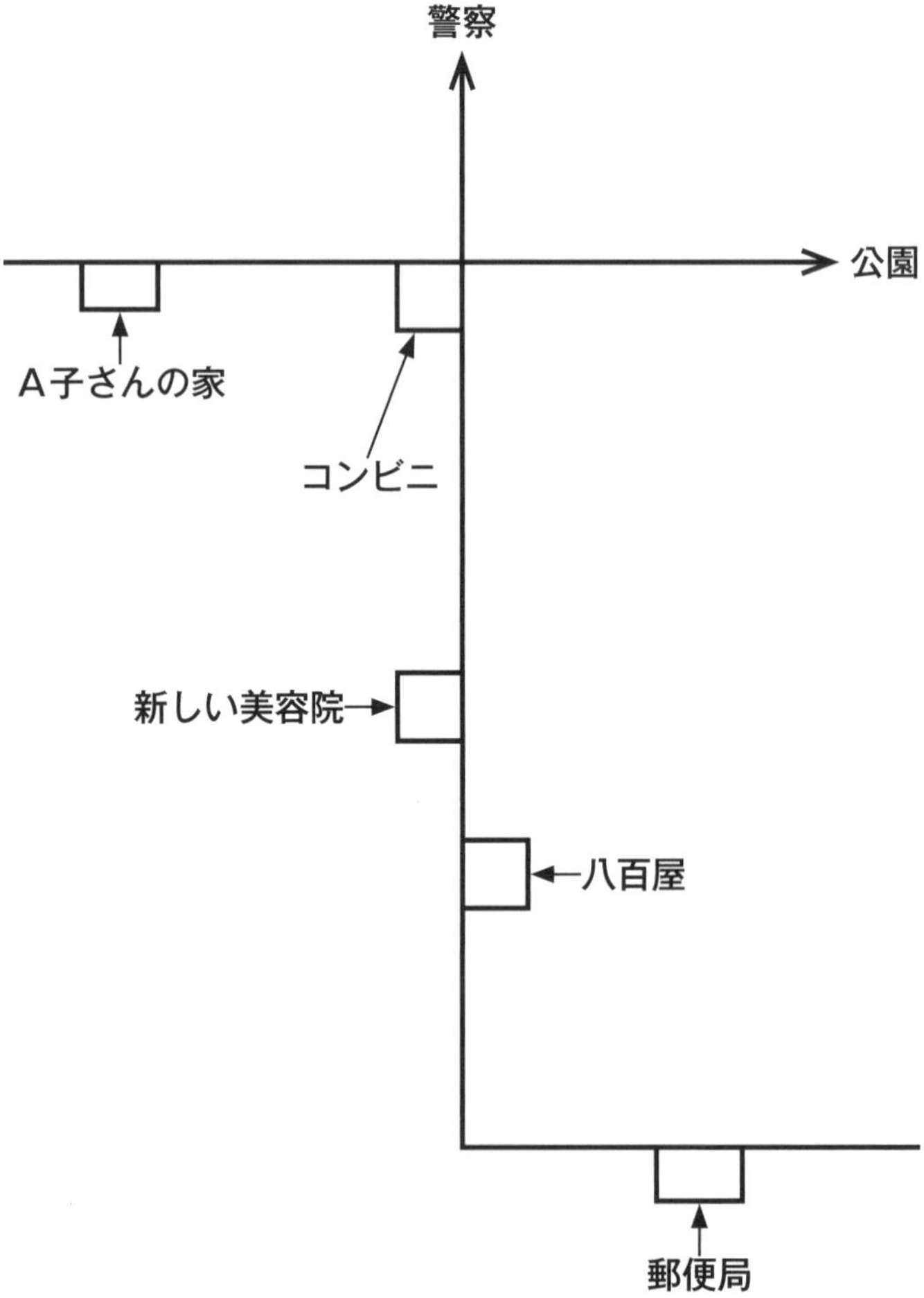

【2文章同時読みフィットネス】

次の文章は、2つの文章が一文字ずつ入れ替わっています。

2つの文章に分解してイメージし、読んでください（数字はかたまりで読みます）。

A. 今明日日はは、朝雪かがら降天っ気てがくよもいり。がち。

B. 日ア本メ国リのカ借も金国は債1000発兆行を限超度え額てにお達りし、ていいつて予、算こがれ組以め上な借く金なはるでかき心ま配せでんす。。

C. 近目視と手脳術とや心オとル体ソはケ一ラつトでロすジ。ー別は々、のいもずのれともし、て物捉はえ目るでと見、て目いがる悪とく考なえるてとい脳まのす働。きいがか悪がくななもるのこでとしがょ理う解かで。きません。

【イメージ化早口フィットネス】

黒柳徹子さんではありませんので、早口で読むにも限度があります。できるだけ早口で読むフィットネスをしますと、そのうち、限界にぶち当たり、自然にイメージするようになります。

次の文章をフルスピードの早口で読んでください。

先日の話です。50代の女性の医師で近視手術（レーシック手術）を受けられ、左目は視力が上がらず再手術をされて、右0・6弱、左0・3弱と視力に差がありました。一日のうちでも視力がかなり変動し、考えがまとまらなくて診療（仕事）にも差し支えるようになり困っていらっしゃいました。

肩こり・頭痛がひどく精神的におかしくなり「うつ」の薬を服用されていました。見方は近くは左目・遠くは右目で見るモノビジョン法をされていたのでやめるようにアドバイスしました。

近視手術後の視力再低下の相談が非常に増えてきました。

近視手術で一時的に回復した視力は、上げ底の視力なので確実に再低下します。遅いか早いかの差です。

近視が強度であった人ほど、すぐに再低下します。

軽い近視の人はそこそこ持ちます。

しかし近視は一切治っていません。コンタクトやメガネをする代わりに自分の目を削ってコンタクトにしたのです。

このケースのように左右に視力差があると、脳のバランスが崩れ自律神経やホルモンバランスが崩れます。頭痛・肩こりにもなりやすいのです。ひどい場合は、このケースのように「うつ」にもなります。すべて、左右不同視が原因です。これを治すとこれらの症状は全て改善し、うつの薬も不要になります。

考えがまとまらないのは、左右不同視からくる融像力（脳で情報をまとめる力）の低下です。両目からバランス良く情報が入れば、脳もバランスよく働き記憶力も十分発揮できるようになります。

モノビジョン法は片眼視・片脳使いですから、ものを記憶できません。考えもまとまらないので、できればやらない方がいいのです。やる気が湧かなくなります。

左右不同視を改善しますと不快な症状が取り除かれ、脳のバランスが良くなります。

考えがまとまり、記憶力は復活し、仕事が楽にできるようになります。もちろん視力も回復し、１・０が目標になります。

視力のトラブルは脳のトラブルを引き起こし、体の不調に直結します。この様に目のタイプ別に性格を区分けし、人生相談を実施し仕事や勉強・スポーツの能力がフルに発揮できるようにします。

※いかがでしたか。フルスピードで早口読みしますと、自然に言語ではなくイメージで読む以外手がなくなります。繰り返しフィットネスすることで、目と脳のいずれもがスピードアップするのです。

視野拡大フィットネス

目の視野の拡大は、気持ち（意識）の拡がりを伴ってこそ有効になります。単に、目の視野だけ拡げても、気持ちの拡がりが伴わないと周辺視野情報を理解することができません。目と気持ちの視野を同時に拡げましょう。

【視野拡大表フィットネス】

1．視野拡大表の左の●を正面に見て（目の前15㎝の所）右の視野がどこまであるかをチェックします。次に、目は●に固定したまま意識しながら右の視野がどこまで拡がるかをフィットネスします。

2. 1を、左や上や下の●でも行います。

3. 中心の●を見たまま4方向の視野を意識しながら拡大します。

4. 中心の●を見たまま本をゆっくりまわしながら、動きの中で4方向の視野を意識しながら拡大します。

※目の視野拡大と気持ちの視野拡大が比例することが理解できたと思います。よく「目が悪いと視野の狭い人になる」と言われます。近視の人は実際に、体験で理解されたのではないでしょうか。

視野拡大は人間の幅を拡げることにもなります。

周辺視野記憶法フィットネス

速読術では、一瞬にして広い範囲から情報を取り込み記憶する必要があります。

瞬間視して記憶するのです。

ただし、このとき気をつけることは、瞬間視の記憶は長続きしないことを知ること

視野拡大フィットネス

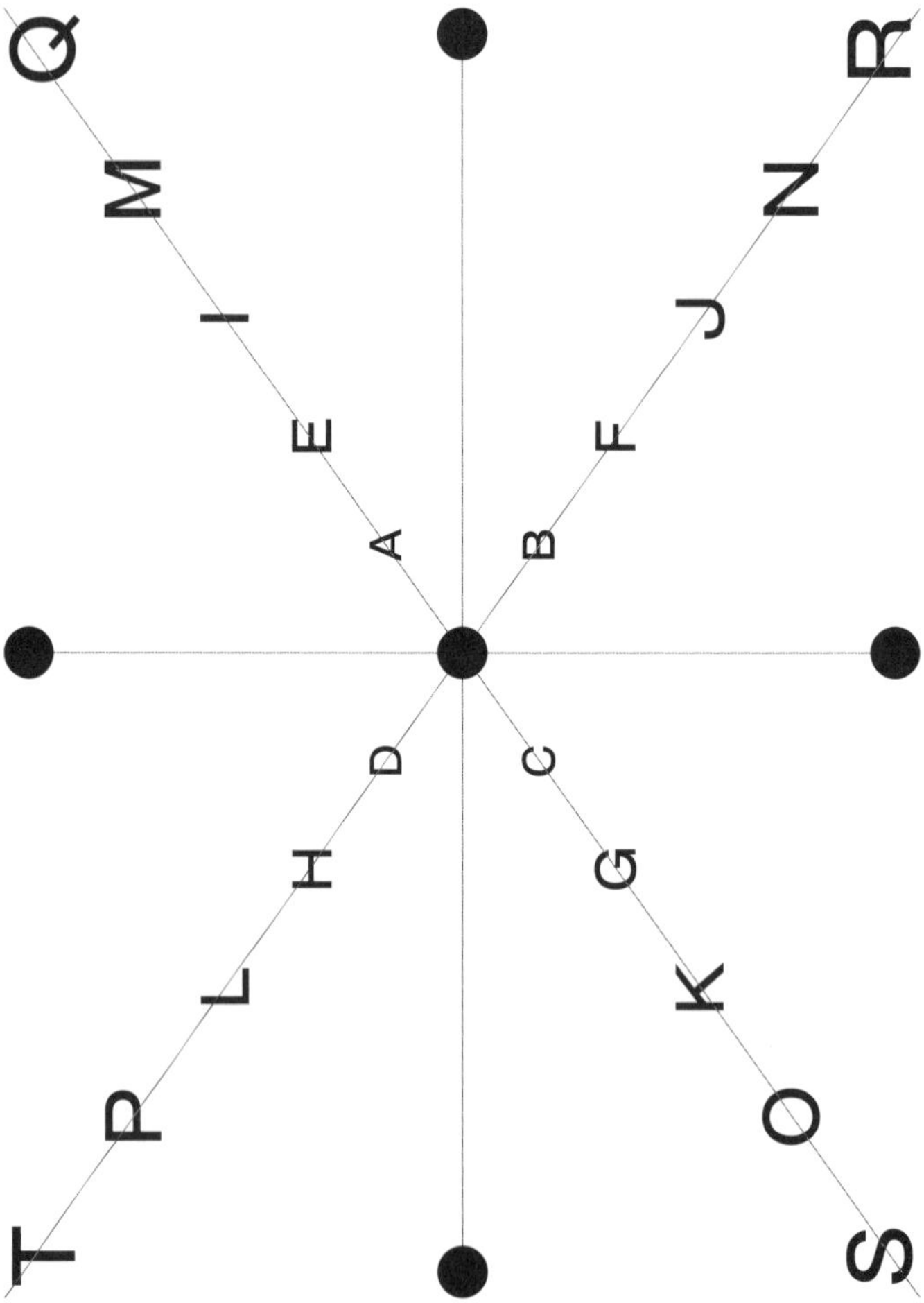

とです。「覚えたようですぐ忘れる」といったことが起こります。

瞬間記憶を、短期記憶から長期記憶にするには、短時間の繰り返しが必要です。

速読術においては、短時間の繰り返しはできませんので、工夫が必要です。その工夫とは、「感動した景色を写真撮りするように印象的に写し取る」ことです。

感動と印象的がキーワードです。

楽しみながら「エイッ！」「ヤアッ！」と行います。


【文字覚えフィットネス】

９マスの中に書いてある文字を一瞬見て覚え、素早く書き留めます（４種類）。


【形態覚えフィットネス】

９マスの中に書いてある形態を覚え、素早く書き留めます（４種類）。


【文字形態同時フィットネス】

９マスにある文字と形態いずれも、一瞬見て覚え、素早く書き留めます（４種類）。

文字覚えフィットネス

B		つ
	X	
あ		G

L		M
た		
	こ	H

や	さ	F
	O	い
ひ		A

T	な	A
K	し	ち
C	す	き

形態覚えフィットネス

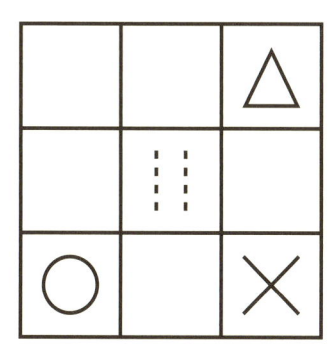

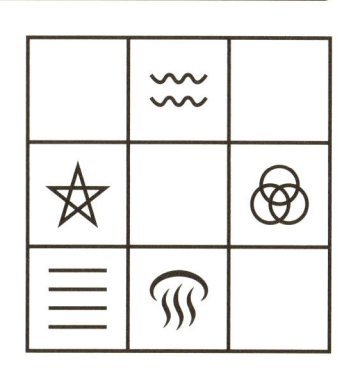

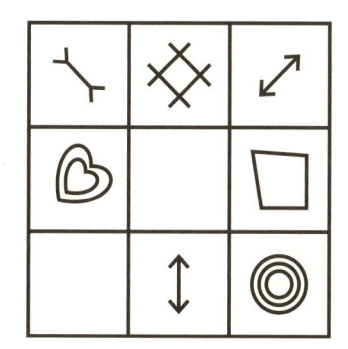

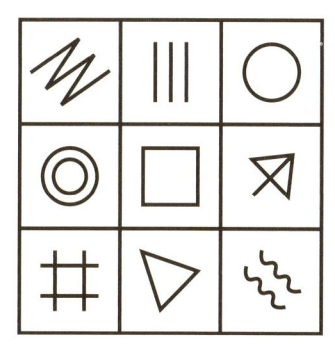

文字形態同時フィットネス

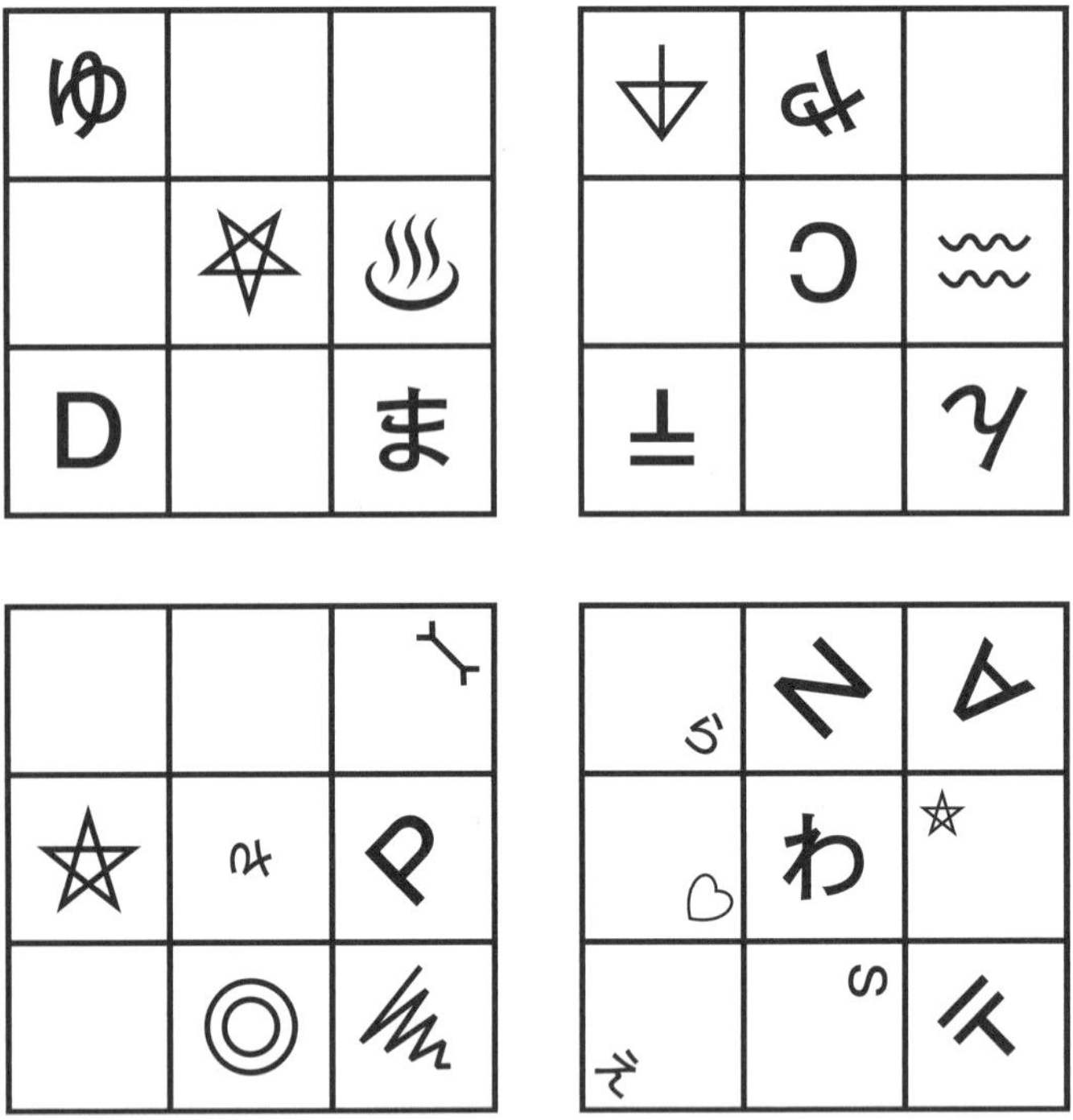

3Dフィットネス　目と脳の連携プレイ　目で見たものを脳でしっかりキャッチする

目と脳の世界では1＋1＝2ではありません。1なのです。

目と脳の世界は合理性のない世界です。網膜に逆さに移った像が、なぜ、脳では正常に受け取れるのかという単純なことにさえ答えが出ていないのですから。まじめに考えると、夜寝られなくなります。

両目からバランスよく入った情報が脳で一つに融像されるからこそ、ものは一つに見えるのです。複視と言ってものがハッキリ2つに見えたら大変なのです。本を読むことも車を運転することもできません。考えをまとめることなどできなくなります。

一時、「3Dで視力が回復する」というブームがありました。

猫も杓子も3Dをしていましたが、「3Dができない」とよく質問がありました。調べてみると、約5割の方ができないのです。

原因は、近視・遠視・乱視・弱視・斜視・老眼と両目のアンバランスな使い方でした。目が悪いのに頑張ってもできるわけありません。

したがって、「次はできるのではないか」と第2弾・3弾と買い進めたのでブームが起こったのではないでしょうか。

「速読で視力回復」と同じで、順序が反対です。

視力を回復させているから、3Dができるし、速く読めるようになるのです。

目で見たものを脳できちんとまとめましょう。

【ピント止めフィットネス】

ものを見続けると、見る力のない人は自然にピントがずれます。3Dをいくらやってもできない人の多くには、ピントずれが起こっています。

3Dができるための最低条件が「ピント止め」です。これができれば、3Dができるようになります。距離も正確に把握できます。

親指の爪を目の前の適当なところに置き3秒見ます。その後、ピントはそこに維持したまま指を外します。その状態を3秒維持します。

目が離れていき背景の景色が離れていくようだと、もう一度やり直しです。できた人は、いろいろな場所に指を移動し繰り返します。

※一点にピントをくぎ付けすることは、近くを長時間見る時の基本です。脳への情

報提供を閉ざさないようにするためです。

これができないと、目から脳に情報が行ったり止まったりを繰り返しますので、何が書いてあるか理解できません。目も脳も2倍以上疲れます。

【3D立体視フィットネス】

本に書いてある3D図を交差法と平行法で各々5秒以内にできるようにします。次に、交差法と平行法を交互に5秒づつ3回行います。（3種類）

※3Dができるのは、目から脳に情報がバランスよく伝わっているということです。
それを繰り返すことで、近くを見ようが遠くを見ようが、脳に情報が素早く届く様になります。

交差法は近くを見る時の立体視フィットネスですから、速読をする前に行います。平行法は遠くを見る時の立体視ですから、速読の後、目と脳を休めるために行ってください。

ピント止めフィットネス

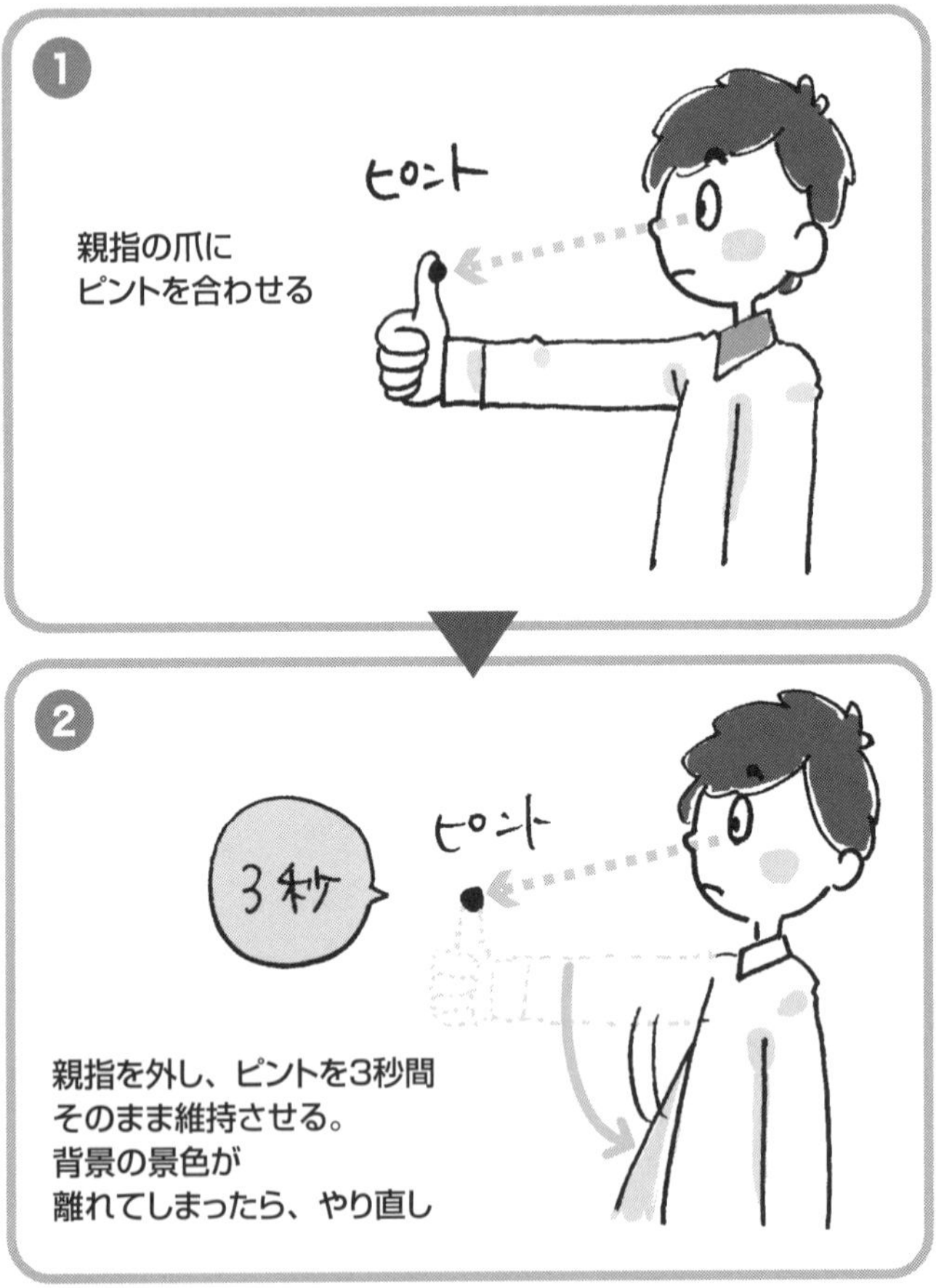
1
ピント
親指の爪に
ピントを合わせる
2
3秒
ピント
親指を外し、ピントを3秒間
そのまま維持させる。
背景の景色が
離れてしまったら、やり直し

効果　近くを長時間"見る"力を養う

【3Dストレッチフィットネス】

両手の親指を目の前30㎝の所に5㎝離してセットします。交差法で目を寄せて指を3本にします。次に、ゆっくり指を離したり縮めたりします。段々速くしても3本指が維持できるようにします。

※見たものを立体的に見るということは、脳の空間認識を高めることになります。

それをストレッチすることで空間の拡がりができ、多くの情報が入るようになると同時に、情報の位置関係がハッキリし整理整頓ができるようになります。

推測フィットネス　知らない単語やことわざは推測読み

速読するとき、必ず直面する問題は、知らない単語やことわざなどに遭遇することです。これで速読にブレーキがかかります。

その場合は、推測しながら読み進めるしかありません。推測力が求められます。繰り返し推測することで、推測力が正確になります。

3Dフィットネス

1

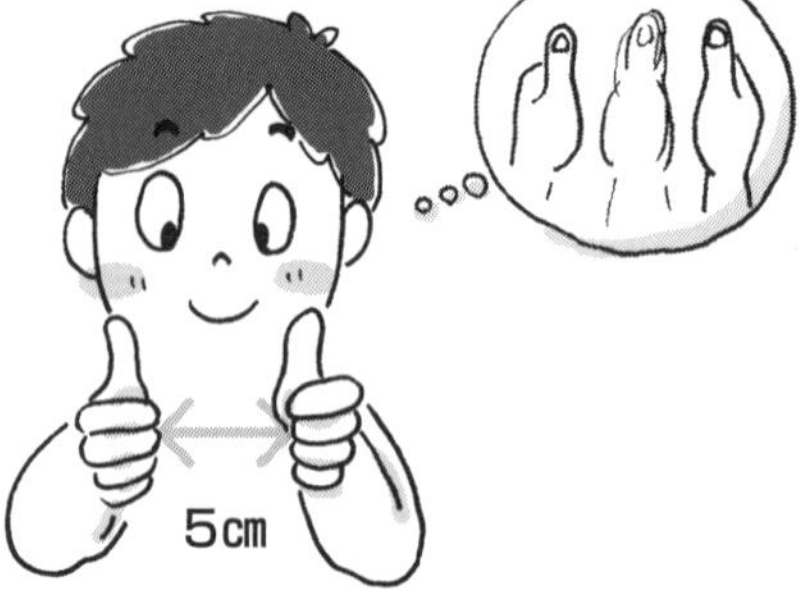

交差法で親指が3本に見えるようにする

2

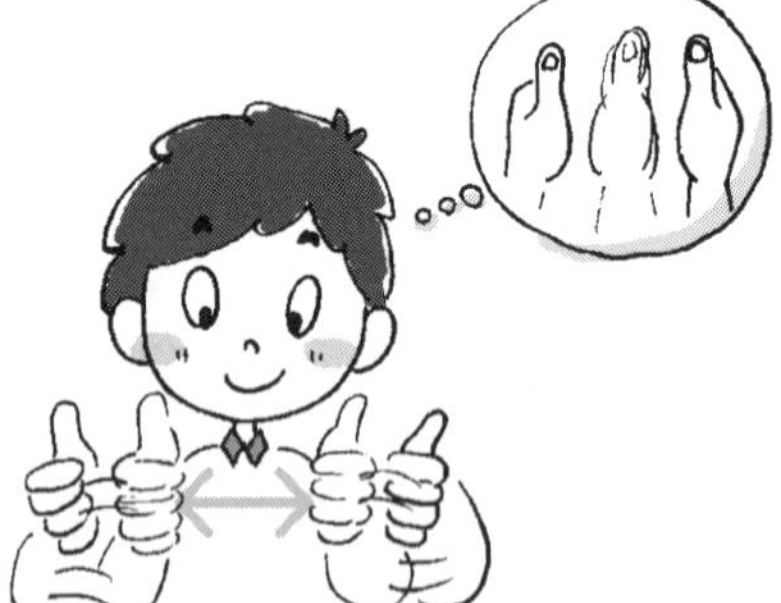

親指と親指の距離を変えながらも、
3本に見える状態をキープさせる

効果　目から脳に情報がバランスよく伝わる

【大きさフィットネス】

図の中にはAとBの字が色々な大きさで書かれています。同じ大きさのものはどれとどれでしょうか。素早く見つけて下さい。

【長さフィットネス】

矢印のついた線が書かれています。同じ長さの線を見つけて下さい。

【単語フィットネス】

次のバラバラの漢字から、一瞬で4字熟語を見抜き、その意味を答えてください。

1. 人七変別差千万十　答え：千差万別（皆違うこと）
2. 楽苦全戦闘悪味来　答え：悪戦苦闘（もがき苦しむこと）
3. 言語柔軟不可優劣断食行列　答え：優柔不断（決断できないこと）
4. 台大代前善禅味未見聞門問　答え：前代未聞（いまだかつてないこと）
5. 意異小大口区動同恩温音　答え：異口同音（皆が同じようなことを言うこと）

大きさフィットネス

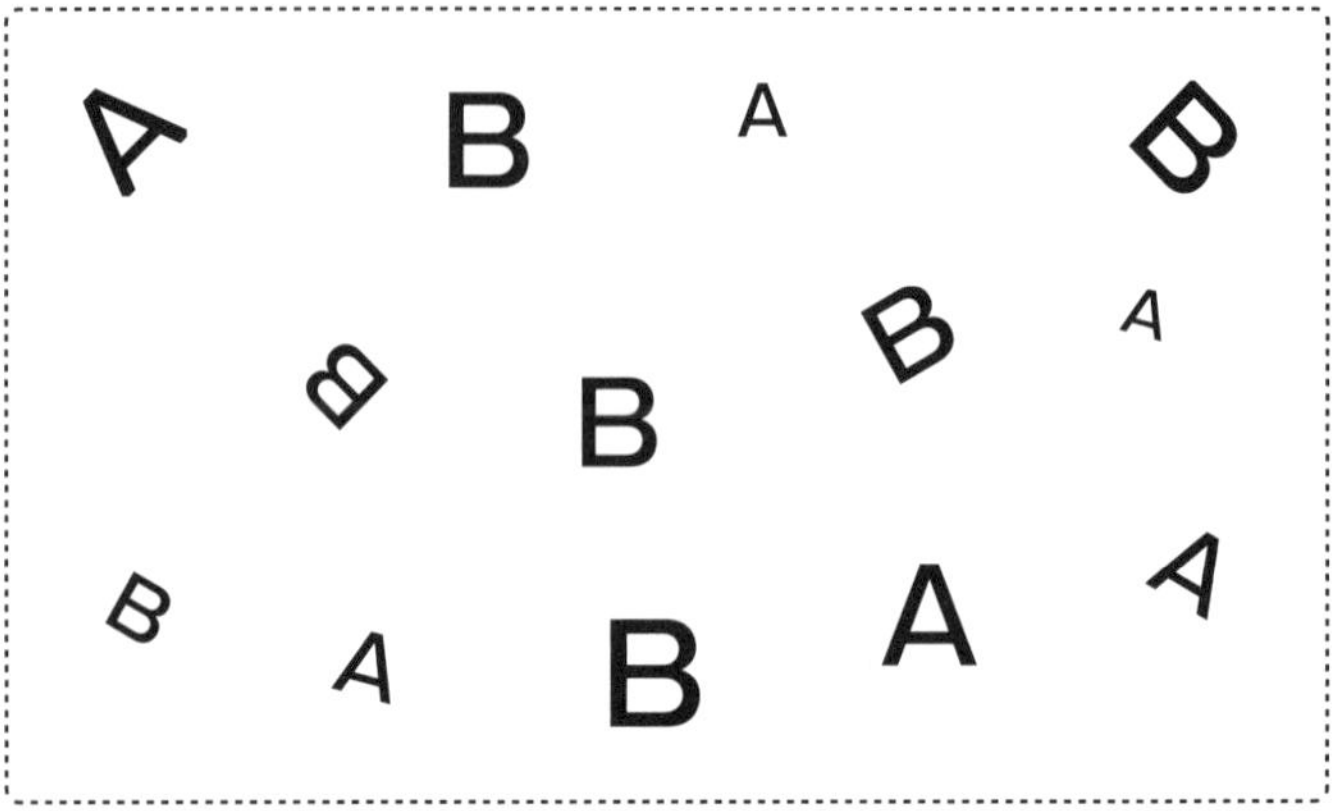

長さフィットネス

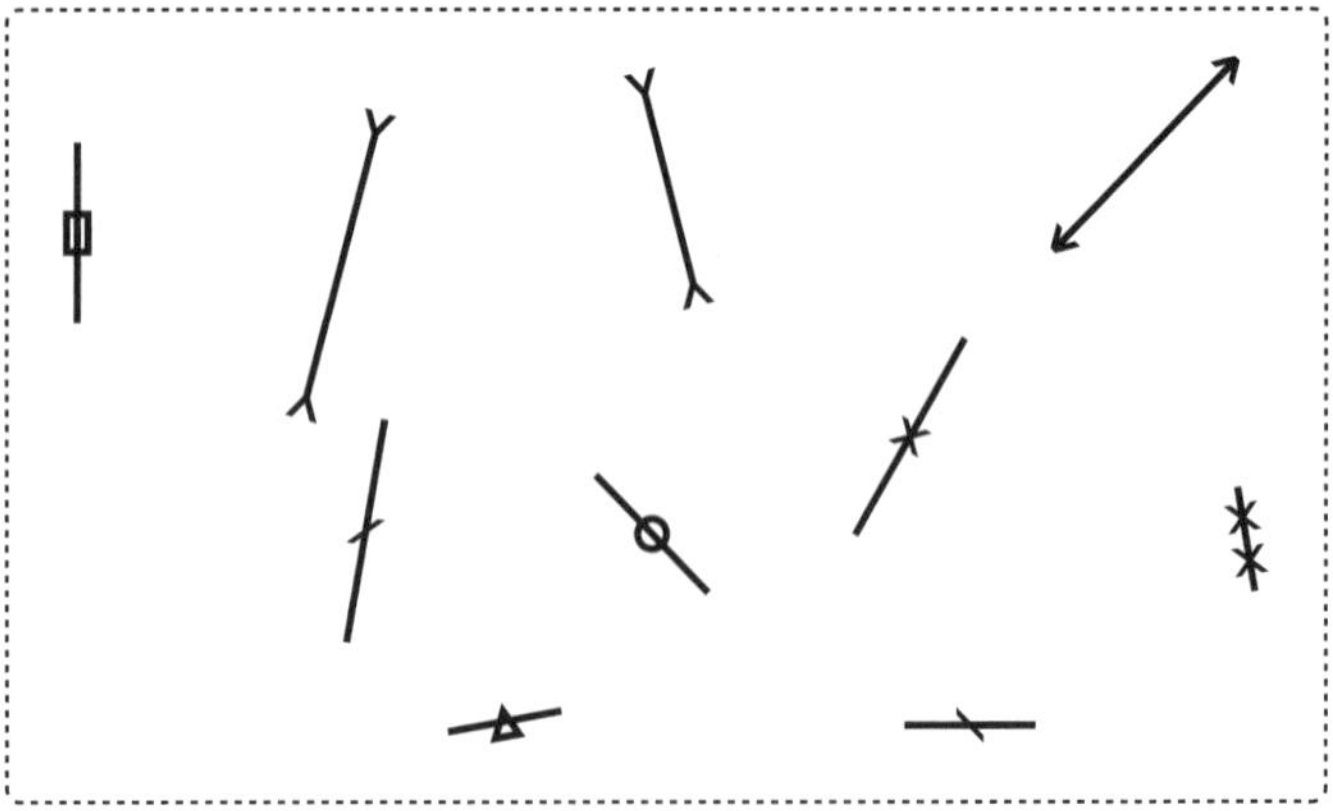

目と脳のバーベルフィットネス　目と脳にもバーベルを

通常、筋力をアップするにはバーベルを使って負荷をかけます。

ところが、目や脳にはバーベルは使えませんので、別の形でバーベルと同じ効果のあるやり方をします。

この目と脳の筋力アップがますます、速読のスピードアップを促してくれます。

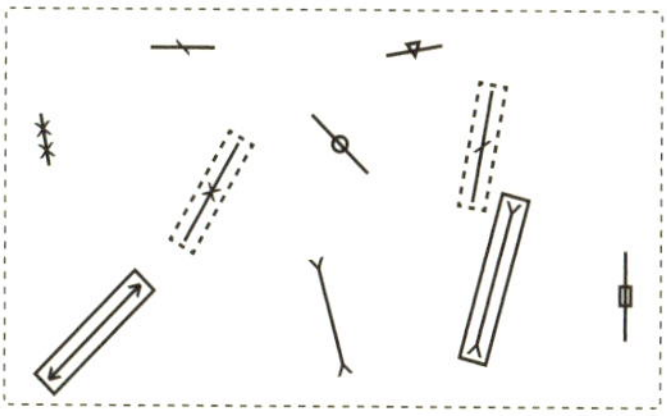

長さフィットネス

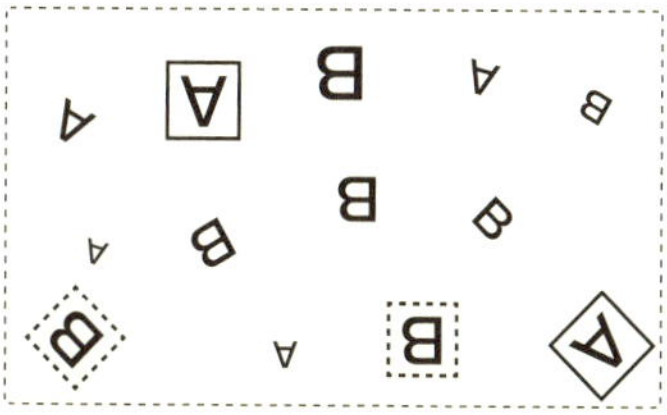

大きさフィットネス

いう決意（プロ意識）へ至りました。

日常生活でも、「他人と競争しよう」という意識がなくなり、無駄なストレスは感じなくなりました。自分勝手に行動している割には、足を引っ張られることもなく、なぜか全ていいように解釈してもらえます。以前より信頼度は高まり、人間関係はよくなってきます。

（以前は必死に努力しても誤解されるところもあったのですが……）

集中して行動すると、欲しい情報が即、入ってきます。取り越し苦労をする必要がない分、出遅れることなくスムーズに事が進みますので、気分的にも大変楽です。1年前の私には想像すら出来ませんが、今の私の辞書に「行動的・活動的」という文字が加わりました。中川先生と集中力塾の仲間のおかげで、《自己信頼のパワーの素晴らしさ》に気づくことができました。

チャンスがどこにでもころがっているようなので、今後の展開を楽しみにしています。

上下逆転フィットネス

後から前へ文章を読んでください

と「す指目を者導指」、てえ超を域の味趣てしそ。かうょしで「よ
で出らか型、てっ入らか型」、のろことういで道武。たしまきづ気
にところあで身自分自は手相す指目、でのものめたるせさ立確をル
イタスの自独、は的目の習練、は今しかし。たしでんせまりあに頭
かしところげ上つ一を位順・位段、てし争競と人他、はでまれそ
。たしまきいてっが上で子拍ントント、と倍3、倍2
がスーペの段昇、はらかてっなにうよるす加参に塾力中集、しかし
。たしまりおてい続が態状み踏足も位段、でみ悩び伸、は年3、2
のこ。すまちたどほ年6れこれかてめ始い習も「字習ンペの味趣」
。すまい思とうそ
記に下以を《りぶ変激》の間のそ、がすでどほ年1だま、らかてっ
なにうよるす加参で気本に塾力中集とーピラセ・ショジビ、が私
歳29Y・Y
。身自分自は手相す指目　!変激生人

【細かい字フィットネス】

句読点もなく行変えのない細かな字を素早く読んで下さい。

眠りは寝ている間にホルモンの分泌が盛んになり脳の疲れが取れるという意味を持っています人間は生後3～4ヶ月で人の生体時計の一日を24時間に合わせますサーカディアン・リズムと言います生体時計を地球時間に合わせる行為ですたとえば豆電球一つつけて寝るだけでも赤ちゃんが3～4ヶ月で生体時計で地球時間に同調させる作業が一ヶ月遅れますメラトニンの分泌が減少するせいではないでしょうかメラトニンという成分は暗い環境で分泌され明るい環境の中では出なくなります特に子供や年配はメラトニンのシャワーを浴びることで脳がすっきりしていくのです次に寝て起きた後朝の光の中で朝散歩し太陽をしっかり身体に浴びることが大切なのです生体時計は視交叉上核にありますこれが人間の時計です時計は外にあるのではなく実は脳の中にあるのですそしてこの視交叉上核は体温と睡眠覚醒のリズムを支配しています睡眠によって生理現象として成長ホルモンメラトニンコルチコステロイドという3つのホルモンが分泌されます成長ホルモンは大人では疲れを癒すホルモンとして働きます眠りについてすぐの深い眠りの時に分泌されますメラトニンは松果体から出るホルモンで朝起きて14～16時間して夜になると分泌が始まります次にコルチコステロイドホルモンは人が様々なストレスに対応していけるように分泌される生命維持に直接関わる大切なホルモンです朝起きた時から分泌されます夜更かしをしますと脳のホルモン分泌が変調を起こすのです最近は何かと話題なセロトニンというホルモンはこのメラトニンがしっかりと出ることにより昼間に活動するホルモンとして分泌されますしたがって夜更かししていますとセロトニンの分泌がかなり低下しますこのセロトニンは脳内の神経系に働く重要な物質でこの活性が低下しますと強迫神経症不安障害など精神的不安定状態を起こしやすいのですラットとマウスをケースに入れて実験

しますとセロトニンが低下しラットがマウスを食べてしまいますこれら異常行動は現代人に見られるものと同じものだと思います衝動行動自殺行動などが古くから知られていますメラトニンの働きとしては抗酸化作用および性腺抑制作用があると言われています抗酸化ということは錆びを抑える作用ですから老化を防止するということにもつながりますまた抗癌作用もあると言われていますしたがってメラトニンの分泌が低下しますと老化が促進され老化が進み性的働きが低下していくのですこの他まだ発見されていないホルモンがたくさんあると言われています寝ることはホルモンを分泌させるという意味ではとても重要なことです夜の10時から朝の2～3時にかけて二回転すると言われていますしたがってその日のうちに寝ることが大切です

時間フィットネス　速読は時間の貯金術

古典の徒然草に、「蟻の如くに集まりて、東西に急ぎ、南北に走る。高きあり、賤しきあり。老いたるあり、若きあり。行く所あり、帰る家あり。夕に寝ねて、朝に起く。いとなむところ何事ぞや。生をむさぼり、利を求めて、止む時なし」という一節があります。

現代人は時間に追われ仕事をし生活をしています。あくせく時間に追われ生きているようです。あっという間に時間は過ぎていきます。

時間に使われるのではなく時間を使って生きましょう。速読も、一つの時間貯金術とも言えるのではないでしょうか。

お金に例えれば、借金してお金に使われるより、貯金してお金を使ったほうが楽しいです。心の豊かさが違うのです。

【自分時間フィットネス】

時計を見ずに、カウントしないで今から1分経過したと思ったら時計を見ます。時計時間と自分時間が一致するようにします。2分・5分30分・1時間でも行ってみます。次第に、時間が自分のものになってきます。

※今までは、時間に自分を合わせていたのが、自分が時間を乗りこなせるようになります。時間が思い通りになると、時間の進みもゆっくりになります。

速読術は時間を節約する技術ですから、時間にとらわれていると焦ってストレスになります。**時間は外から眺めていると速く進みますが、時間の中に入り込むとゆっくり進みます**。時間の中に飛び込んでいき、時間を自分のものにしましょう。

【目覚ましなしフィットネス】

時計にたたき起こされていませんか。自分で自然にさわやかに目覚めたいものです。毎日寝る前に、「明日は、～時にすっきり目が覚める」と意識して寝てください。繰り返していくと潜在意識が動き始め、ピッタリ目が覚めるようになります。

※本当の時計は、実は、脳の中の視交叉上核にあります。**脳が時計なのです**。脳で起きることを意識し考えることで、体内時計が目覚めます。自分が時間を乗り回す主役になりましょう。

【時間追いかけフィットネス】

時間に追われるのではなく、時間を追いかけます。

タイマーを利用し、仕事や勉強をします。予定終了時間の90％にタイマーをセットします。徐々に、速く終わるようになります。この時の予定時間－実際時間＝脳の適応力アップ＝集中力になります

※集中力は時間を短縮する技術であると同時に、時間を追いかける技術でもあります。

【著者紹介】

中川和宏　Kazuhiro Nakagawa

1953 年、広島県生まれ。早稲田大学政経学部卒。ビジョン・フィットネスセンター、集中力塾所長。ボルチモア視力眼科アカデミー研究員。

国際姉妹都市協会の交換留学で渡米し、アメリカのオプトメトリスト（視力眼科医）と交流をもち、行動学派のオプトメトリストの行っているビジョン・セラピーを、初めて日本に紹介し注目を浴びる。目と脳の使い方の研究と指導で実践 31 年。

情報化社会と高齢社会における日本人の“目”と“脳”を守るために、1981 年にビジョン・フィットネスセンターと集中力塾を開設、現在に至る。

目から脳を、脳から目を刺激し目と脳の活性化を図る「中川メソッド」は、目と脳の分野をカバーする。


〈脳の分野（INNER　VISION）〉

脳の活性化を図り、脳を使う技術（脳力開発）を実践指導している。

子供から社会人・中高年までの脳力開発で、実績を上げている。

特に、子供の成績アップは驚くべき結果を出しており、成績一番が続出している。

「集中力塾」のプログラムは、「速読術講座」をはじめ、「記憶術」「ダイエット」「アイエステ」「スポーツビジョン」「ストレス解消法（脳のダイエット）」など、多岐に渡る。


〈目の分野（OUTER　VISION）〉

視力回復（近視・乱視・遠視・斜視・弱視・パソコン近視対策・スポーツ視力トレーニング・老眼回復・近視の合併症）と目の健康回復（眼病予防・解消）をその分野とする。

特に視力回復では屈折度数を改善し、眼軸を元に戻す根本療法を施し、視力を回復するトレーニング・メガネ・コンタクトを開発。自らも老眼をストップさせる。


スポーツビジョンでは、プロ野球の選手、プロゴルファー、カーレーサー、競艇の選手などの指導例多数。

ヨーロッパでは目の医薬品である、北欧産野生種ブルーベリーから摂れる「アントシアニン」が目にいいことを『目がよみがえる驚異のブルーベリー』（日東書院 1995 年）で初めて日本に紹介し、ブルーベリーブームの火つけ役となる。

著書として、『一番やさしい視力回復法』（PHP 研究所）『眼の老化は脳で止められた』（青春出版社）『超集中力術』（日本文芸社）『右脳刺激で集中力をつける本』（三笠書房）など約 30 冊。その他、テレビ取材・新聞・雑誌・ラジオ取材多数。

〒 107-0061
東京都港区北青山 3-5-14 青山鈴木硝子ビル 6 階
ビジョン・フィットネスセンター、集中力塾
電話 03-5770-5286　FAX03-5770-5282
HP アドレス　http://www. Vision-fc.co.jp　E メールアドレス　info@vision-fc.co.jp

初回カウンセリング（要予約）

30% OFF

ビジョン・フィットネスセンター　TEL 03-5770-5286
『視力もぐんぐんよくなる速読術』読者特典

速読ラクラク眼鏡

10% OFF

ビジョン・フィットネスセンター　TEL 03-5770-5286
『視力もぐんぐんよくなる速読術』読者特典

アイバランス

10% OFF

ビジョン・フィットネスセンター　TEL 03-5770-5286
『視力もぐんぐんよくなる速読術』読者特典

集中力塾「速読講座」

10% OFF

ビジョン・フィットネスセンター　TEL 03-5770-5286
『視力もぐんぐんよくなる速読術』読者特典

視力もぐんぐんよくなる速読術

集中力・記憶力・想像力を高める46のフィットネス

2012年5月5日　初版発行
2012年6月18日　4刷発行

著　者　中川和宏
発行者　野村直克
発行所　総合法令出版株式会社
〒107－0052　東京都港区赤坂1-9-15 日本自転車会館2号館7階
電話　03-3584-9821（代）
振替　00140-0-69059

印刷・製本　中央精版印刷株式会社

ISBN 978-4-86280-305-4

総合法令出版ホームページ　http://www.horei.com/